U0138294

大展好書　好書大展

品嘗好書‧冠群可期

中醫保健站：75

吳氏九世中醫秘驗方精選

吳風平　編著

大展出版社有限公司

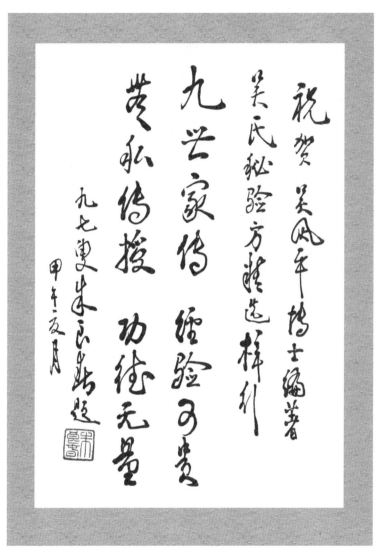

國醫大師、教授朱良春題詞

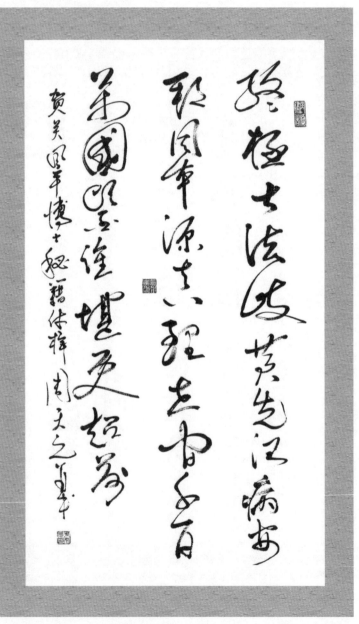

中國藝術學院博導，著名醫學、易學、書畫大師周天元題詞

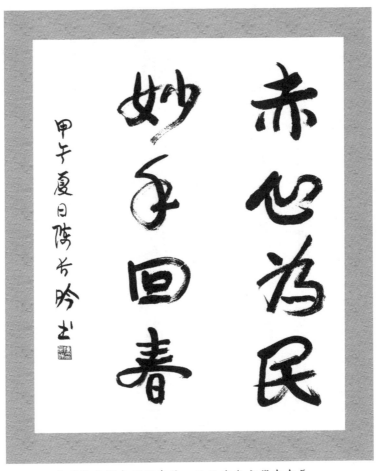

中國散文學會副秘書長，陝西省散文學會會長，
陝西省社科院學術委員、教授陳長吟題詞

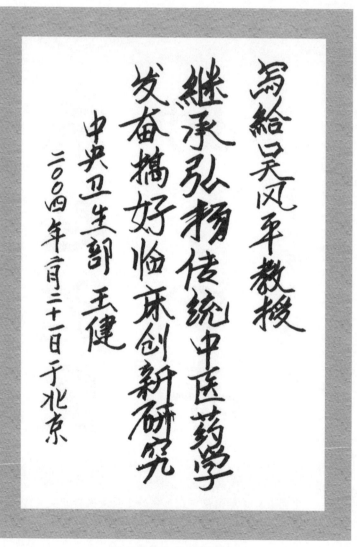

原中央衛生部王健題詞

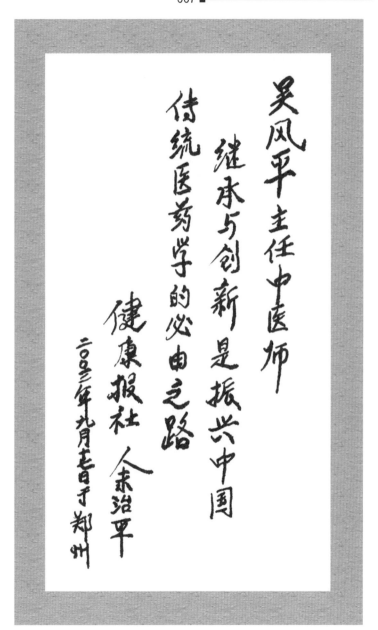

吳風平主任中医师

继承与创新是振兴中国传统医药学的必由之路

健康报社 余治平

二○二三年九月吉日于郑州

《健康報》社余治平題詞

武昌府吳氏遷陝行醫傳承譜

第一代

吳從柏（乾隆御醫吳謙堂弟）

第二代

吳鳳正

第三代

吳五起

第四代

吳攀桂　吳攀椿　吳攀槐

第五代

吳正行　吳正君　吳正定

第六代

吳著昭　吳著凱

第七代

吳作忠　吳作棟　吳作斌　吳作勇　吳作英（女）

第八代

吳厚民　吳高富　吳高福　吳高雲　吳高勤　吳高惠（女）

第九代

吳風平　吳風成

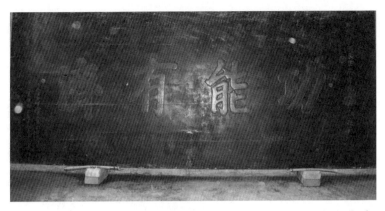

　　此匾為光緒五年皇上欽賜給尊祖的金匾。匾長8尺（1尺相當於33.3公分）、高3尺，還有一個長9尺、高4尺咸豐三年的「大精醫聖」金匾。共保存有8塊金匾，「文革」中毀壞了5塊金匾。吳氏現完整保留的有3塊金匾和2道聖旨！國內很少見！

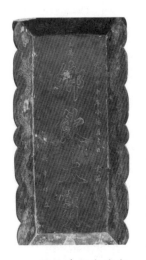

　　這是清朝光緒年間著名醫學家、作者的曾祖吳東輝受到朝廷表彰後接受皇恩所立的匾額。

2002年吳風平榮獲「中華名醫」榮譽稱號

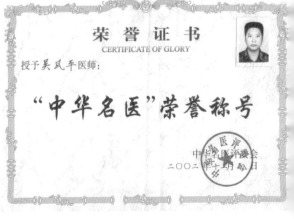

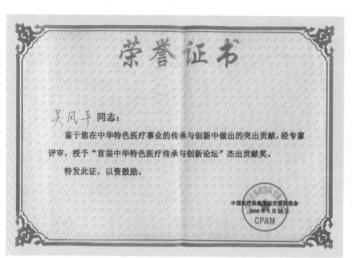

2005年吳風平榮獲「首屆中華特色醫療傳承與創新論壇」傑出貢獻獎

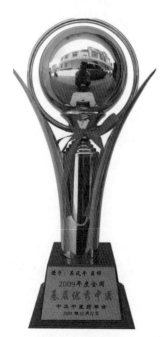

2009年吳風平榮獲「全國基層優秀中醫」榮譽稱號

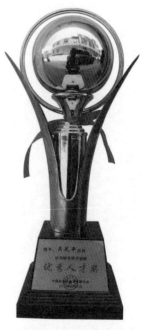

2011年吳風平榮獲「特色醫療創新優秀人才獎」榮譽稱號

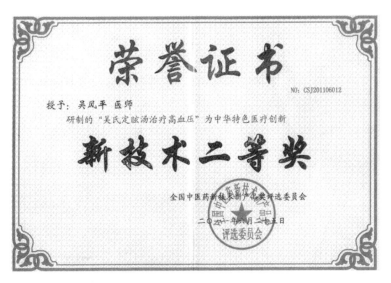

2011年「吳氏定眩湯治療高血壓」獲中華特色醫療創新技術二等獎

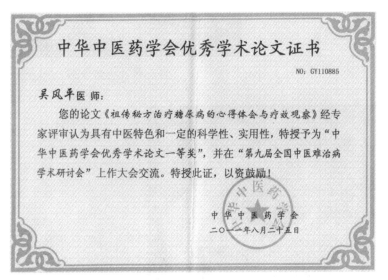

2011年《祖傳秘方治療糖尿病的心得體會與療效觀察》榮獲中華中醫藥學會優秀學術論文一等獎

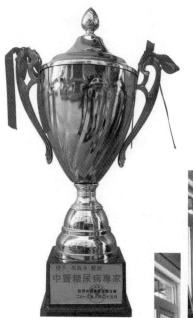

2013年吳風平榮獲「中醫糖尿病專家」
榮譽稱號

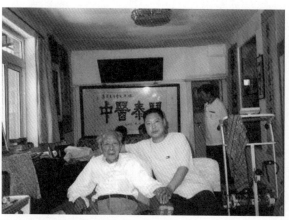

與恩師呂炳奎合影

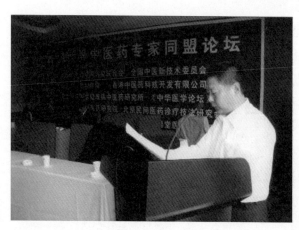

主持首屆世界中醫
專家同盟論壇大會

🌱 作者簡介

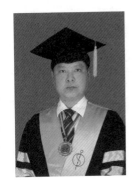

吳風平，男，1969年出生，醫學博士，教授，中醫主任醫師，出身於九代中醫世家，幼承庭訓，師從國家級名老中醫專家呂炳奎、朱良春、關幼波等。畢業於武漢教育學院中醫系、陝西中醫學院、昆明醫學院，進修於中國中醫研究院。現任國際衛生醫學研究院教授、博士生導師；世界中醫藥專家同盟聯合會會長；中華中醫藥學會會員；全國中醫難治病專家委員會專家委員；中國糖尿病防治工程委員會專家、常務委員；中國針灸學會全國委員；全國中醫新技術委員會副秘書長；北京天元閣中醫藥研究院院長；中國藥文化研究會專家委員；全國中藥產業化委員會主任委員；中國創新協會健康產業研究發展委員會專家常委；中國中醫藥研究促進會會員；陝西省中藥協會會員；國家首批中醫文化傳承工程傳承人；西安光仁醫院國醫館館長；安康傳統醫學研究所所長；安康至德堂中醫館館長；《世界至德文化研究》雜誌編委；無錫至德文化書院高級顧問等60餘職。

多項發明成果被衛生部授予「天然藥物研究開發優秀成果獎」，研製的「糖樂康」榮獲第五屆全球華人醫學大會「華佗杯全球華人醫藥學科技成果金獎」；治療高血壓病的科研新技術成果和高血壓產品「壓必康」被國家權威部門評審授予「全國中醫藥新技術二等獎和新產品二等獎」。研製

的多種藥物被患者稱爲「神藥」。

利用業餘時間進行創作，先後發表詩歌、散文、隨筆、論文260餘篇，多次被市、縣委宣傳部評爲「優秀通訊員」，榮獲國家級、省級、市級、縣級各項獎項90餘次。其中論文《祖傳秘方治療糖尿病的心得體會與療效觀察》在「第七屆全國中醫難治病學術研討會」上被授予「中華中醫藥學會優秀學術論文」；《風與濕的區別及治療原則》論文在「第十次全國特色醫療名醫學術交流暨風濕骨病痛證論壇」上被授予「中國特色醫療優秀學術論文」。出版《房事與性病秘驗方集錦》等個人醫學專著5部。

2000年被中國民間中醫醫藥研究開發協會授予「新世紀優秀特色專科名醫」稱號；2001年榮獲全國首屆「新世紀華佗醫聖杯金獎」；2002年被衛生部授予「中華名醫」榮譽稱號；2003年被中國特色醫療學術研究會授予「新世紀特色專科名醫」稱號；2002年被授予「世界千年名醫」稱號；2003年榮獲「世界好醫師」稱號；2004年被中華中醫藥學會授予「傑出貢獻獎」；2004年被聯合國國際醫科大學、世界自然醫學基金會、世界自然醫學組織聯合授予「人類醫藥大師」獎和稱號；2005年被中國企業文化促進會、中國社科院、清華大學、中國國際職業經理人協會聯合授予「中國優秀醫療科技工作者」榮譽獎；鑒於在中華醫療事業的傳承與創新中做出的突出貢獻，2005年被中國醫療保健國際交流促進會授予「傑出貢獻獎」；2011年在「第三屆全國中醫肝病痰病腫瘤暨不孕不育論壇」上，因在肝病和腫瘤與不孕不育病治療上取得的成績，而被評審授予「學

術研究貢獻獎」；2011年6月被中華中醫藥學會、中國特
色醫療學術研究會評選爲「優秀人才獎」等榮譽，並作爲特
邀代表出席「中國名醫」第四屆論壇大會，受到了國家和衛
生部領導人吳儀、桑國衛、羅秉石、王國強、韓啓德、張文
康、錢信忠、陳士奎、吳階平等領導的接見和表揚。創辦並
領導的安康傳統醫學研究所因在科研上取得重大成果、成績
突出而被評審授予「三星級單位」及「中國優秀職業經理
人」稱號；被中國民私營經濟研究會、中國最具發展潛力企
業高層論壇組織委員會授予「中國最具發展潛力企業」和
「中國最具發展潛力企業領軍人物」稱號。2009年被中華
中醫藥學會授予「全國基層優秀中醫」稱號。2010年被中
國特色醫療學術研究會授予「風濕骨病名醫」稱號。2011
年5月中華中醫藥學會、中國特色醫療學術研究會爲其頒發
「學術研究貢獻獎」；2011年6月中華中醫藥學會爲其頒
發「優秀人才獎」；2011年9月國家中醫藥管理局爲其頒
發「學術貢獻獎」；2011年11月中華中醫藥學會、中國特
色醫療學術研究會爲其頒發「突出貢獻人物」獎；2011年
11月國家中醫藥管理局爲其頒發「傳承中醫貢獻獎」；
2014被國家產業發展計畫辦公室評審認定爲「國家產業優
秀代表人才」。年均主辦和主持全國性中醫學術會議10餘
次。主辦有弘揚中醫藥的民間學術刊物《健康信使報》和
《至德堂健康資訊》等。

　　個人事蹟被錄入《世界名醫大典》、《世界好醫生》、
《中國專家人名辭典》、《中國中醫名人榜》、《世紀風采
人物》、《中國醫院資訊大典》、《科學中國人》、《中國

民間優秀名中醫》、《中華傑出創業人才》等大型權威辭書中。中央電視臺《成功之路》欄目曾進行過專訪報導。被《中華風采人物》、《農村醫藥報》、《求醫問藥》雜誌、《當代青年》雜誌、《現代家庭報》、《亞太日報》、《文匯報》、《氣功報》、《生活曉報》、《中華養生保健》雜誌、《浙江工人日報》、《各界導報》、《健康導報》、《安徽科技報》、《世界至德文化研究》雜誌、《農村百事通》雜誌、《醫藥健康報》、《三秦都市報》、安康電視臺等新聞媒體多次報導。

　　擅長治療：糖尿病、高血壓、腫瘤與癌症、風濕類風濕病、強直性脊柱炎、股骨頭壞死、男女不孕不育症、肝膽病、氣管炎等久治不癒的疑難雜症。在醫壇享譽很高威望，被患者譽爲「神醫」。

　　座右銘：療效才是硬道理

　　家訓：謙讓　務實　開拓　奮進

　　醫訓：術高德更高，謙虛多廣學；

　　　　　視患如親人，心思天地知；

　　　　　學藝爲救苦，錢財如糞土；

　　　　　時時行仁善，福祿壽自然。

　　康復諮詢熱線：13991517253　　18291559990

　　QQ：876743073　　1093395128

　　網址：www. zhidetang. com

序 一

　　兩年前，我曾爲《中華醫林文庫》系列叢書作過序，今天，又有新書出版，我友特邀爲之作序。

　　本書作者吳風平博士，九代中醫世家。自幼學醫，臨床實踐經驗豐富，把自己多年來從醫的臨床經驗和家傳秘方加以整理，毫不保留地奉獻出來，著成此書，充分體現了作者大醫精誠、刻苦鑽研、繼承和發展中醫藥的精神，這種精神十分難能可貴。

　　書中的一些驗方非常有實用價值，適合廣大中醫師及中醫愛好者和患者閱讀，因每個方子都有詳細的對證說明和使用方法，因此對於一些常見病都可以照方使用，實是一本好書！

　　我衷心祝賀該書的出版，我相信該書的出版必定會對廣大中醫師提高臨床診治水準，以及患者找到更好的醫治疾病方法提供幫助。

中華醫學會副會長　王坤

於北京

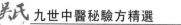

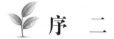

序　二

　　憶往事，恩師呂老炳奎大師健在時亦有談起吳風平先生。2002年中國醫促進會召開「中醫傳承與創新」論壇大會，我應邀爲參會者授課時，有幸與吳相識，後，爲中醫藥發展之事我們往來頗多。

　　吳風平，九代中醫世家，醫技名貫鄉里，且醫名遠播，而慕名求醫者甚多，故京城官員和有成就者時常求診，多效，故有名京城。

　　當今之世，疾病暴出，吳風平先生爲尋良方、解病者之苦，勤奮好學，勤於鑽研，勤於臨床，勤於整理，勇於創新。廣泛彙集臨床驗方，整理家傳秘方，並分門別類，依次編撰爲内科方、外科方、婦科方、兒科方、五官咽喉科方、骨傷科方、性病傳染病方、腫瘤病方及老年病和抗衰老病方，共計九類26科別，書名爲《吳氏九世中醫秘驗方精選》。此次吳風平先生編撰本書，雖未言能癒諸病，但亦可放心依證尋方，吾亦未每方臨床驗證之，但對吳風平的醫術醫德甚爲瞭解，據此觀之，每方均有詳細介紹及詳細的藥物組成、適應證候、服用方法、加減變化，以及注意事項。其人、其方、其效，當可信也，爲之而序，順致祝賀。

全國中醫新技術專業委員會主任　**王炳申**

於北京

自　序

　　自伏儀畫八卦、製九針，神農嘗百草，黃帝問岐伯，中醫藥學已經歷了5000餘年的發展歷程。中醫藥學是中華民族乃至世界的瑰寶。經過漫長的發展及歷代中醫藥學家不斷總結研究和完善，中醫藥學已成爲一門集防治疾病、保健養生等於一體的獨特醫學體系，具有強大的生命力。

　　事實證明：中醫藥學是保證人類生命健康和順應宇宙環境、自然規律的法寶!中醫的辨證思想、診治技術在科技如此發達的今天，仍具有許多獨特的優勢，至今科學無法破譯，雖然國內外有部分西醫及科學界不相信，甚至不認可和反對中醫藥，但事實不容雄辯，西醫雖然「合法」，理論充足，藥物多於牛毛，可科學與事實證實，它是人類健康的大敵！它破壞了人體及宇宙的自然規律，破壞了人與自然的正常節律和諧。

　　中醫藥學由於部分人的歧視與摧殘，發展緩慢，雖然中醫藥院校每年都有大批畢業的學生，但其所學僅占中醫藥專科知識的十分之三！從業人員臨床水準差，得不到全面提高，中醫院住院病人的中醫治療率、中醫治癒率都大有江河日下之勢！臨床水準的下降，已成爲中醫藥學科發展的最大障礙。中醫理論的源泉，臨床實踐佔據十分重要的地位，與西醫理論來源於實驗研究截然不同。中醫藥人才缺乏，前途堪憂。筆者出身九代中醫世家，自幼庭訓，業承於名老中醫

諸前輩，對中醫藥學有深厚感情，爲了弘揚中醫藥學，發揮特長，造福大眾，特別出版本書，意在互相交流探討，振興中華傳統文化。

本書最初出版於 2002 年，因爲沒有再版，書店早已經脫銷，因爲書中很多都是非常實用的驗方、秘方，臨床實用價值非常高，故而市場上盜版非常多。爲了更好地爲廣大中醫同仁提供幫助，今再次整理，重新補充完善，添加了更多的實用方劑和方法，爲了方便廣大的西醫工作者和患者閱讀，書中一些常見的疾病名稱均用西醫的常用稱呼，使本書更加簡便而實用。

古代有：藥不過三代者不服。意思是只有連續行醫三代以上的醫生，所開的藥才能使人信服，才能有保證，療效才可靠。而本書中所收錄的藥方，均來源於吳氏歷代先輩臨床應用多年，療效確切的驗方、秘方，方簡效宏，臨床實用價值極高，實爲一部具有可操作、可遵循、可參考、難得的好書。

本書的出版特別感謝我的老師、國醫大師朱良春教授的指正和關心，除對本書提出了意見和建議，還親筆題字肯定和鼓勵。我的好友，著名的中醫學家、易學家、書畫大師周天元教授，以及同鄉好友，著名作家陳長吟教授均給予熱情題字，在此一併致謝！

因水準有限，時間倉促，難免有不足之處，還望同仁斧正，也希望本書在臨床診治中對您有所裨益，吾心足矣。

吳風平

🌱 目　錄

第一章

內　科

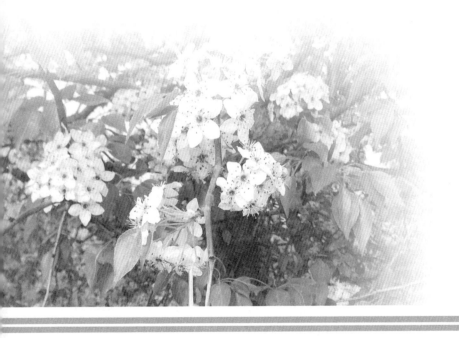

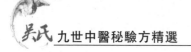

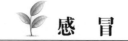 感　冒

驗方一

【藥物組成】荊芥穗10克　薄荷10克　石菖蒲10克　藿香10克　黃芩17克　白蔻8克　神麯8克　川貝母9克　木通5克　金銀花60克　杭菊花18克　連翹30克　大黃8克　滑石18克　粉葛根18克　羌活6克　生石膏30克

【適應證】流行性、病毒性感冒，症見發熱，頭痛，頭暈，噁心嘔吐，不思飲食，寒熱往來，或時有下痢等。舌苔黃而帶白，脈濡浮數，有力。

【製用方法】水煎內服，日服3～5次。

驗方二

【藥物組成】紫蘇葉15克　金銀花25克　藿香9克　荊芥15克　陳細茶葉5克　鮮生薑（去皮）20克　冰糖20克　蔥白5段

【適應證】各種感冒。

【製用方法】水煎溫服，蓋被取汗（夏天避冷風不蓋被）。

驗方三

【藥物組成】人參30克　柴胡15克　葛根18克　細辛5克　前胡12克　羌活15克　獨活15克　枳殼10克　雲茯苓10克　川芎16克　桔梗12克　甘草10克　杏仁12克　金銀花30克　生薑5片　大棗5枚　香附子20克　桂枝3克

【加減變化】咳甚加炙款冬花 20 克、法半夏 10 克；舌苔黃、質厚加桑白皮 15 克、川貝母 12 克、連翹 30 克；舌苔白、質厚、喘氣加麻黃 12 克、荊芥 10 克、防風 10 克；飲食不佳或反胃嘔吐加藿香 10 克、白蔻 10 克；發熱甚加黃芩 18 克、生石膏 60 克；大便秘結加大黃 9 克；寒熱往來重用葛根，膽南星 10 克、麻黃 10 克、細辛 10 克。

【適應證】感冒久治不癒，伴咳嗽、氣喘、頭暈、精神不佳、四肢乏力等症。

【製用方法】水煎服，日服 3 次。

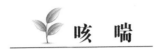

咳 喘

驗方一

【藥物組成】人參（或西洋參）9 克　炙麻黃 7 克　炙五味子 15 克　白芥子 7 克　炙冬花 20 克　炙桑白皮 9 克　炙百部 30 克　蘇子 12 克　葶藶子 8 克　炙百合 20 克　棗皮 15 克　黃芩 8 克　蛤蚧 1 對(另包研細末沖服)　炙枇杷葉 12 克　川貝母 8 克

【適應證】氣管炎、肺癆、哮喘、咳嗽吐痰，肺脾腎虛者，症見遇勞或陰雨天加重，舌苔白（或裡白外黃），咳吐白痰。

【製用方法】水煎服，日服 3 次。

驗方二

【藥物組成】上桂 12 克　薑半夏 12 克　白芥子 12 克　豬牙皂 12 克　吳茱萸 12 克　膽南星 10 克　麻黃 10 克　細辛 10 克

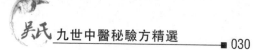

乾薑 10克　　紫蘇葉 10克

【適應證】氣管炎、咳嗽吐痰久不癒。

【製用方法】上藥共研細末，以冷開水和勻如泥狀，加少許白胡椒粉，外貼風門、肺腧、百勞、湧泉、定喘穴，每日更換 1次。

驗方三

【藥物組成】百合 60克　　黑芝麻 120克　　核桃仁 250克
生薑 50克（去皮切極細）　　蜜蜂 100克

【適應證】久咳氣喘，久治不癒。

【製用方法】先將芝麻、核桃仁炒熟，然後倒入蜂糖、生薑，搗勻後炒至百合、生薑熟，當飯吃，量不限。特效。

驗方四

【藥物組成】人參 20克　　炒杏仁 12克　　薄荷 9克　　炙百合 20克　　炙百部 30克　　阿膠 30克（化服）　　炙五味子 30克　　紫菀茸 12克　　款冬花 20克　　炙麻黃 15克　　陳皮 6克　　煆石膏 9克　　桔梗 15克　　炙桑白皮 10克　　枳殼（麥麩炒黃）8克　　烏梅肉 6克　　罌粟殼（去穰蜜炙）5克　　生薑（去皮）6片　　陳細茶葉 2克　　乾薑 6克　　肉桂 6克　　製黑附子 9克　　熟地 15克　　川貝母 6克　　棗皮 15克　　煆海浮石 30克　　黃蓍 30克　　大棗 3枚

【適應證】長年久咳，咳吐白痰，氣短氣喘，夜不能寐，久治無效者。

【製用方法】水煎內服，日服 3次。

驗方五

【**藥物組成**】北沙參 30 克　川貝母 10 克　炙白前 10 克
遠志肉 10 克　炙冬花 20 克　杏仁 10 克　炙百合 15 克　天冬 10 克
炙五味子 10 克　麻黃 6 克　炙馬兜鈴 6 克　陳皮 9 克　薑半夏 9 克
炙百部 30 克　蘇子 9 克　罌粟殼（去穰蜜炙）5 克　葶藶子 6 克
黃芩 6 克　炙桑皮 6 克　炒核桃肉 15 克

【**適應證**】頑固性咳嗽氣喘，數月不癒。

【**製用方法**】水煎服，日服 3 次。

【**禁忌**】禁食肥肉、雞肉、蘿蔔、大蔥、辣椒、大蒜。

驗方六

【**藥物組成**】海螵蛸（泥瓦焙乾研細末）100 克　麻茸（研細末）30 克　澤漆（炒黃黑研末）30 克　罌粟殼 10 克　紅砂糖 100 克

【**適應證**】哮喘氣急，咳吐痰水。

【**製用方法**】將藥粉與紅砂糖和勻，沸水沖服，每日
1～2 次，每次 3～10 克。

驗方七

【**藥物組成**】人參（或西洋參）100 克　蛤蚧（去頭足）5 對
麻黃 150 克　百合 100 克　天冬 60 克　百部 120 克　尖貝母 250 克
冬蟲夏草 30 克　桔梗 50 克　川貝母 30 克　細辛 30 克

【**適應證**】長年咳喘，氣短體虛。

【**製用方法**】共研極細末備用。用米酒做甜酒，待要
入器具盛裝時，將藥粉倒入甜酒內，反覆和勻後，裝入器
具中，15 天後　內服，每次取少量甜酒，加水少許，煮後

服用，每日1～3次。

驗方八

【藥物組成】杏仁60克　炙甘草120克　生薑12片　乾薑150克　麻黃150克　桂心120克　五味子50克　紫菀25克　貝母35克　枳殼18克

【適應證】治風寒咳嗽初起，咳吐白痰，舌苔白，脈緊澀。

【製用方法】水煎60分鐘去白沫，分3次溫服，每次50毫升。

驗方九

【藥物組成】炙大皂莢50克　乾薑50克　桂心50克　款冬花100克　五味子150克　紫菀150克　芫花根100克　白蜜1500克

【適應證】治一切咳嗽，不論新久。

【製用方法】先將皂莢研細末備用，將餘藥以水煎約1小時，去渣，將皂莢粉同白蜜加入藥汁中，微火煎如稀糖。含服，日數次。

【禁忌】忌食辣椒、肥肉、大蒜、大蔥等。

 ## 肺癆（肺結核）

驗方一

【藥物組成】白芨500克　花粉200克　冬蟲夏草50克

紫河車 300 克　桔梗 450 克　天冬 150 克　藕節 180 克　西瓜皮
600 克　川貝母 250 克　玄參 150 克　廣三七 100 克　仙鶴草 265 克
百部 500 克　製冬花 250 克　卷柏 100 克　七葉一枝花 240 克
西洋參 100 克

【適應證】肺癆（肺結核）。

【製用方法】上藥共研細末，以蘆葦筍 1000 克　煎濃
汁，去渣，倒入藥粉，加入少量蜂蜜，調煮成膏，含服，
每日數次。

【禁忌】禁食大蒜、辣椒、大蔥、肥肉、牛肉、酒、
菸等。

驗方二

【藥物組成】金銀花 60 克　敗醬草 60 克　金蕎麥 15 克
重樓 20 克　川貝母 15 克　百部 60 克　仙鶴草 120 克　白芨 15 克
藕節炭 30 克　白茅根 30 克　桔梗 60 克　十大功勞 10 克　四大
天王 20 克　蘆根 120 克　生石膏 120 克

【適應證】肺癆初起，咳吐血痰，發熱不退。

【製用方法】水煎服，1 日 3 次。

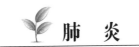

肺　炎

驗方一

【藥物組成】羚羊角粉（沖服）10 克　川貝母 20 克　重
樓 15 克　蘆根 120 克　金銀花 80 克　連翹 80 克　蒲公英 30 克
紫花地丁 30 克　生石膏 60 克　桑皮 12 克　蟬退 12 克　麻黃 3 克

杏仁 12克　瓜蔞 20克　黃芩 18克　虎杖 30克　敗醬草 30克 大青葉 30克　魚腥草 50克

【適應證】急性肺炎伴高熱咳吐黃白色痰。

【製用方法】水煎內服日 5 次，每隔 3 小時 1 次。

驗方二

【藥物組成】貝母 10克　麥冬 30克　玄參 15克　金銀花 30克　板藍根 20克　桔梗 15克　連翹 60克　百部 25克　蘆根 60克　薏仁 30克　蒲公英 25克　黃芩 9克　重樓 15克　蓮子心 1個　沙參 15克　前胡 15克

【適應證】遷延性肺炎伴咳嗽吐痰，時有低熱。

【製用方法】上藥水煎內服，1 日 3 次。

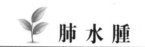

肺 水 腫

驗方一

【藥物組成】葶藶子 25克　川貝母 15克　桑白皮 35克 白茅根 35克　鬱李仁 15克　金銀花 30克　車前子 25克　澤漆 葉 15克　枳實 10克　生大黃 10克（後下）　通草 8克　丹參 10克 大棗 10枚　生薑 10片

【適應證】肺水腫伴咳嗽氣急、呼吸困難、不能平臥、 喉間痰鳴、煩躁不安等症。

【製用方法】上藥水煎內服，每日服 6～10 次。諸急 症平後勿服用。

驗方二

【藥物組成】浮萍 15 克　澤漆 15 克　茯苓 18 克　車前子 20 克　陸英 30 克　藁本 15 克　杏仁 10 克　海浮石 30 克　黃耆 10 克　生薑 30 克

【適應證】肺水腫。症見咳喘氣急，痰多難咳出，不能平臥。

【製用方法】上藥水煎內服，每日 1 劑，1 日 3 次。

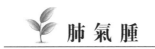 **肺 氣 腫**

驗方一

【藥物組成】紫菀 9 克　炙甘草 12 克　檳榔 30 克　雲茯苓 12 克　葶藶子 150 克（炒）　杏仁 6 克　百合 6 克　桔梗 6 克　射干 9 克

【適應證】肺氣腫。急性發作期。

【製用方法】水煎內服日 3 次，1 日 1 劑。

驗方二

【藥物組成】黃芩 9 克　化橘紅 9 克　黃耆 60 克　羚羊角粉（另包沖服）6 克　西洋參 30 克　百合 18 克

【適應證】肺氣腫。

【製用方法】水煎內服，1 日 3 次。

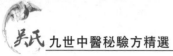

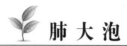

肺大泡

驗　方

【**藥物組成**】鴨蹠草60克　金銀花30克　板藍根20克　黃芩15克　蘆根60克　蜈蚣6條　澤漆30克　卷柏12克　麥冬20克　天冬20克

【**適應證**】肺大泡。

【**製用方法**】上藥水煎內服，1日3次，1日1劑。

胸膜炎

驗　方

【**藥物組成**】白芥子25克　浙貝母25克　白芨45克　百部45克　甘遂10克　大戟12克　海藻40克　射干20克　金銀花60克　一枝蒿3克

【**適應證**】胸膜炎伴咳喘、胸水。

【**製用方法**】共研細末，早中晚各服3克，如無明顯副反應可加大劑量4～6克，用大棗15枚煎湯送服。

B型肝炎

驗方一

【**藥物組成**】清柴胡18克　龍膽草9克　栀子6克　大黃6克（後下）　黃芩9克　茵陳60克　蒲公英20克　虎杖18克

貫眾 18 克　　焦三仙 12 克　　路邊黃 15 克　　當歸 15 克　　甘草 10 克
金果欖 10 克　　鬱金 12 克　　金銀花 30 克　　板藍根 50 克　　茯苓 10 克
薏苡仁 10 克

　　【適應證】急性 B 肝大三陽伴黃疸。

　　【製用方法】水煎內服，每日 3～5 次，1 日 1 劑。

驗方二

　　【藥物組成】泥鰍 1000 克　　半枝蓮 2000 克　　金果欖 300 克
雞內金 100 克

　　【適應證】主治急性、亞急性、遷延性肝炎及黃疸型
傳染肝炎。

　　【製用方法】烘乾研粉，每次服 15 克，每日 3 次。用
茵陳蒿 150 克，煎汁送服。

驗方三

　　【藥物組成】醋柴胡 20 克　　刺五加皮 16 克　　冬蟲夏草 3 克
黃蓍 80 克　　劉寄奴 30 克　　女貞子 10 克　　半枝蓮 60 克　　生鱉甲
10 克　　當歸 10 克　　十大功勞根 30 克　　大棗 10 枚

　　【適應證】B 肝大三陽多年不癒，肝功能正常者。

　　【製用方法】水煎內服，1 日 3 次，1 日 1 劑。

驗方四

　　【藥物組成】黨參 30 克　　黃蓍 30 克　　炒白朮 15 克　　淮山
藥 30 克　　全當歸 20 克　　酒白芍 15 克　　醋柴胡 12 克　　鬱金 18 克
焦三仙 10 克　　薑厚朴 8 克　　砂仁 9 克　　雞內金 12 克　　五味子 12 克

平地木30克　八月札10克　雲茯苓12克　佛手花10克　黃連3克
十大功勞根30克　元胡12克　金錢草60克　金果欖10克　大
棗5枚　生薑3克

　　【適應證】B肝大三陽多年不癒，肝功能不正常，伴
四肢乏力，飲食、睡眠、精神不佳，脅脹痛等。

　　【製用方法】水煎內服，1日3次，2日1劑。

驗方五

　　【藥物組成】平地木16克　葉下珠16克　半枝蓮60克
半邊蓮16克　白花蛇舌草30克　七葉一枝花16克　金銀花30克
全當歸30克　蒲公英10克　女貞子15克　十大功勞根30克
柴胡50克　板藍根50克　山藥100克　白朮15克

　　【適應證】B肝小三陽，多年不癒，肝功能正常者。

　　【製用方法】水煎內服，1日3次，2日1劑。

驗方六

　　【藥物組成】人參3克　茵陳18克　山茱萸15克　枸杞
子9克　全當歸18克　苦參6克　山藥30克　焦三仙20克　砂
仁12克　鬱金12克　柴胡9克　佛手18克　黨參10克　十大功
勞根30克　黃蓍30克　紅花3克　平地木60克　敗醬草30克
廣元6克　元胡15克　七葉一枝花10克　金果欖10克

　　【適應證】B肝小三陽長期不癒，肝功能不正常，伴
飲食、精神、睡眠不佳，四肢乏力，時有腹脅氣脹疼痛等
症。舌苔淡白，脈沉細無力。

　　【製用方法】水煎內服，1日3次，1日1劑。

驗方七

【**藥物組成**】醋柴胡 15 克　青皮 9 克　炙穿山甲片 9 克（研末沖服）　炙鱉甲 60 克　紅花 10 克　半枝蓮 90 克　五靈脂 10 克　生山楂 20 克　丹參 15 克　十大功勞根 30 克　醋製香附子 40 克　枸杞子 60 克　金果欖 10 克

【**適應證**】B 肝大、小三陽伴肝脾腫大者。

【**製用方法**】水煎內服，1 日 3 次，2 日 1 劑。

驗方八

【**藥物組成**】黨參 15 克　白朮 12 克　製鱉甲 45 克　丹參 15 克　醋甘遂 6 克　茯苓 30 克　豬苓 9 克　澤瀉 15 克　車前子 25 克　炙山甲 9 克　製虻蟲 9 克　桃仁 9 克　十大功勞根 30 克　陳葫蘆巴 50 克　土鱉蟲 6 克　腹水草 30 克　軟肝草 30 克　蘆筍 50 克　木香 6 克　砂仁 10 克

【**適應證**】B 肝大、小三陽伴肝硬化及腹水。

【**製用方法**】將甘遂另研細末沖服，餘藥水煎內服，1 日 3 次。

急性黃疸性肝炎

驗方一

【**藥物組成**】虎杖 30 克　金銀花 60 克　甘草 10 克　山豆根 15 克　川芎 10 克　茵陳蒿 60 克　紫珠根 30 克　板藍根 80 克　敗醬草 30 克　蒲公英 15 克

【**適應證**】急性黃疸性肝炎（A 肝）。

【製用方法】水煎內服，日服 5 次，1 日 1 劑，特效。

驗方二

【藥物組成】劉寄奴 30 克　茵陳蒿 60 克　板藍根 60 克
兩面針 60 克　柴胡 30 克　甘草 10 克　金銀花 120 克　龍膽草 15 克
金果欖 15 克　鬼針草 60 克

【適應證】急性黃疸性肝炎（A 肝）。

【製用方法】上藥水煎內服，1 日 4～6 次，1 日 1 劑。

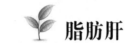 # 脂肪肝

驗方一

【藥物組成】澤瀉 30 克　山楂 25 克　茯苓 30 克　白朮 15 克
三棱 15 克　枳殼 12 克　鹿銜草 20 克　薑厚朴 15 克　蒼朮 12 克
法半夏 12 克　綠萼梅 10 克　炒萊菔子 15 克　海藻 30 克　生大
黃 5 克

【適應證】適用於形體肥胖，胸脅悶脹，肝區脹悶不
適，肢體沉重，乏力，腹脹，眩暈頭重，食少口黏，噁心
嘔吐，舌苔滑膩，脈弦滑等症。

【製用方法】上藥水煎內服，1 日 3 次，每日 1 劑。

【加減變化】口乾便秘，腹滿脹痛者，加生枳實 15 克、
虎杖 20 克、檳榔 10 克；肌肉酸痛，下肢水腫者，加入防
己 15 克、桂枝 8 克、木瓜 6 克。

驗方二

【藥物組成】青皮15克　丹參30克　當歸尾12克　蒼朮15克　莪朮12克　三棱10克　鱉甲30克（先煎）　枳殼10克　大黃10克　木香10克（後下）　紅花30克　桃仁12克　威靈仙30克　山楂30克

【適應證】適應於脅肋疼痛或有包塊，心胸刺痛，面色黑暗，皮下有瘀斑，舌下靜脈曲張，舌尖邊有瘀點，脈沉澀。

【製用方法】上藥水煎內服，1日3次，每日1劑。

【加減變化】肢體疲乏無力，舌苔膩者，去大黃，加澤瀉15克、荷葉10克；便秘、口乾者，去當歸尾，加入虎杖15克。

驗方三

【藥物組成】海藻30克　大黃12克　茵陳蒿30克　柴胡15克　黃芩10克　白芍10克　法半夏10克　枳實15克　大棗3克　生薑12克　香附子30克

【適應證】適應於脅下脹痛，胸悶不適，口乾便秘，舌紅苔膩，脈弦有力。

【製用方法】上藥水煎內服，1日3次，每日1劑。

【加減變化】加減：口乾便秘甚，煩躁不安，黃疸者，加虎杖25克、龍膽草10克；胸悶嘔吐，舌淡胖苔滑者，去黃芩、大黃、海藻，加蒼朮15克、厚朴12克。

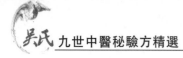

驗方四

【**藥物組成**】人參 15 克　雲茯苓 25 克　澤瀉 15 克　厚朴 12 克　炒川楝子 10 克　全蠍 6 克　延胡索 15 克　熟黑附子 30 克　石菖蒲 30 克　獨活 12 克　黃蓍 15 克　丁香 5 克　肉桂 2 克（焗服）

【**適應證**】適應於肥胖乏力，肝區滿悶，腰腿酸軟，陽痿陰寒，舌淡苔白，脈沉細無力。

【**製用方法**】上藥水煎內服，1 日 3 次，每日 1 劑。

【**加減變化**】便秘不通者，加枳實 15 克、製何首烏 20 克、肉蓯蓉 15 克、白朮 30 克、乾薑 6 克；肝腎陰陽兩虛，去熟附子、全蠍、丁香，加肉蓯蓉 30 克、枸杞子 10 克、何首烏 20 克、旱蓮草 30 克。

驗方五

【**藥物組成**】澤瀉 30 克　生山楂 30 克　丹參 30 克　黃蓍 30 克　防己 15 克　仙靈脾 15 克　決明子 15 克　大黃 10 克　茵陳蒿 15 克　威靈仙 30 克　絞股藍 30 克　荷葉 30 克

【**適應證**】適應於無明顯症狀，飲食不減，精神尚可的肥胖症。

【**製用方法**】上藥水煎內服，1 日 3 次，每日 1 劑。

驗方六

【**藥物組成**】生山楂 30 克　二丑 10 克　澤瀉 30 克　茯苓 60 克

【**適應證**】適應於體質強壯、無其他明顯疾病的肥胖症。

【製用方法】上藥水煎內服，1日3次，每日1劑。

臌脹（肝硬化、肝腹水）

驗方一

【藥物組成】柴胡10克　炒枳實10克　真沉香3克　白芍10克　香附子10克　白朮10克　雲茯苓15克　陳皮10克（去白）　蒼朮7克（米泔水浸製）　薑厚朴10克　豬苓15克　澤瀉15克　金果欖10克　桂枝10克　甘草5克　鬱金6克　防己6克

【適應證】適應於因長期情志不和，肝氣鬱結而致腹大脹滿，按之不堅硬，脅下脹悶不適伴疼痛，皮色蒼黃，納食少，食後腹脹，噯氣不爽，小便短少，大便不爽，舌苔白膩，脈弦細有力。

【製用方法】上藥水煎內服，每日3次，每日1劑。

【加減變化】精神困倦，大便溏薄，舌苔白膩，舌質淡體胖，脈緩，屬寒濕偏重者，加乾薑8克、肉桂6克、製黑附子6克；舌苔黃膩，口苦口乾而不欲飲食，小便短少，脈弦滑而數，屬濕阻化熱者，加梔子16克、金錢草30克、茵陳30克；尿少者，加車前子30克（布包煎）、通草3克；泛吐清水者，加薑半夏15克、乾薑9克；腹脹甚者，加木香6克、檳榔15克、八月札10克；腹脹大，面色晦滯，尿黃而少者，加白茅根60克、車前子30克（布包煎）；舌苔膩黃，口乾苦，脈弦數者，加丹皮12克、梔子10克；脅下刺痛不移，面青舌紫，脈弦澀者，加延胡索15克、莪朮10克、丹參18克、紅花15克。

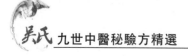

驗方二

【藥物組成】炒山藥 15 克　白朮 15 克　熟附子 10 克（先煎 15 分鐘）　甘草 6 克　車前子 25 克（布包煎）　炒薏苡仁 15 克　生薑 10 克　大棗 15 克　草果仁 8 克　木香 10 克　厚朴 12 克　雲茯苓 15 克　大腹皮 18 克　木瓜 10 克　乾薑 10 克　焦三仙 20 克　砂仁 15 克　肉桂 3 克

【適應證】適用於腹大脹滿，按之如囊裹水，胸脘悶脹，得溫稍舒，精神困倦，形寒肢冷，倦怠乏力，小便少，大便溏，下肢浮腫，甚則顏面微浮腫，食少，舌苔白膩或白滑，脈緩。

【製用方法】上藥水煎內服，1 日 3 次，每日 1 劑。

【加減變化】水腫甚者，加桂枝 10 克、豬苓 15 克、澤瀉 15 克；氣虛息短，加黃蓍 30 克、黨參 15 克；脅腹脹痛者，加鬱金 15 克、元胡 15 克、青皮 6 克、砂仁 8 克。

驗方三

【藥物組成】茵陳蒿 30 克　栀子 12 克　厚朴 30 克　大黃（後下）10 克　牽牛子 5 克　甘草 6 克　白朮 10 克　澤瀉 15 克　豬苓 15 克　茯苓 15 克　陳皮 10 克　枳實 10 克　知母 10 克　黃連 6 克　黃芩 10 克

【適應證】適用於因外感濕熱之邪或嗜酒過度、飲食不節而致腹脹大堅滿，腹皮緊而拒按，觸之堅硬而痛，肌膚灼熱；煩熱口苦，口臭，大便乾，小便黃而赤澀，面色黃晦，舌邊尖紅，舌苔黃膩或灰膩或兼灰黑，脈弦數。

【製用方法】上藥水煎內服，1 日 3 次，1 日 1 劑。

【加減變化】熱毒熾盛，黃疸明顯者，加龍膽草10克、半邊蓮15克、虎杖15克、金錢草30克；腹脹甚，大便秘結者，加商陸6克、蘆薈5克；小便赤澀不利者，加陳葫蘆30克、馬鞭草15克；熱迫血溢，吐血，便血者，去厚朴，加水牛角（先煎）30克、生地30克、丹皮10克、生地榆15克；煩躁失眠，狂叫不安，逐漸轉入昏迷，為熱入心包，可配服安宮牛黃丸；靜臥嗜睡，語無倫次，轉入昏迷者，可配服蘇合香丸。

驗方四

【藥物組成】當歸10克　莪朮10克　元胡15克　大黃（後下）10克　赤芍10克　川芎10克　瞿麥10克　檳榔20克　大腹皮18克　肉桂6克　甘草6克　陳皮10克　茯苓12克

【適應證】適用於臌脹日久，氣機不行，氣滯血阻，瘀血阻於脾肝脈絡之中而致隧道不通，水氣內聚而成的腹大堅滿，按之不陷而硬，脈絡怒張，脅腹攻痛，面色黯黑，頭頸胸臂有血痣、紅點、赤縷，手掌赤痕，唇色紫褐，大便色黑，舌質青、紫暗或瘀斑，脈細澀或芤。本方不可久用，以免傷正氣。

【製用方法】上藥水煎內服，1日3次，1日1劑。

【加減變化】水脹滿過甚，脈弦數有力，體質尚好者，可暫用舟車丸、十棗湯以攻逐水氣；瘀結明顯者，加炮山甲10克、虻蟲10克、精製水蛭8克；有出血傾向者，破瘀之藥要慎重用；胸脅痞脹，舌苔濁膩，痰瘀互結者，加鬱金15克、白芥子10克、法半夏10克；腫塊明顯者，可加

服鱉甲煎丸或大黃蟲丸。

驗方五

【藥物組成】黨參15克　白朮10克　白芍15克　橘紅12克　廣木香9克　茯苓15克　附子10克　薏苡仁30克　沉香3克（研末沖服）　肉桂8克　車前子15克　腹水草15克　乾薑6克

【適應證】適用於因寒濕困脾而致腹大脹滿，腸鳴便溏，按之不堅，入暮尤甚而不舒，面色萎黃晦滯，畏寒肢冷，神疲乏力，四肢無力，少氣懶言，或伴下肢浮腫，尿少便溏，舌質淡胖有齒痕，舌苔白滑薄膩，脈沉細無力。

【製用方法】上藥水煎內服，1日3次，1日1劑。

【加減變化】脾虛夾滯，腹胸滿脹，脅肋隱痛者，加肉豆蔻12克、砂仁10克、山楂10克、陳皮10克；偏於腎陽虛者，加山藥15克、山茱萸15克、熟地黃10克，重用附子，可加至30～60克。

驗方六

【藥物組成】生地黃12克　熟地黃12克　澤漆10克　牡丹皮12克　桃仁15克　枸杞子12克　白芍12克　當歸12克　赤芍15克　紅花9克　延胡索12克　香附子12克　枳殼10克　知母12克　莪朮9克　澤蘭24克

【適應證】適用於腹部膨大堅滿，甚則青筋暴露，形體消瘦，面色黧黑，唇紫口燥心煩，手足心熱，齒鼻有時衄血，小便短赤少，大便乾，舌絳少津，舌質紅無苔，脈弦細數。

【製用方法】上藥水煎內服，1日3次，1日1劑。

【加減變化】腹脹甚者，加炒萊菔子10克、大腹皮15克、草果仁10克；潮熱煩躁，失眠盜汗者，加銀柴胡12克、地骨皮12克、炒梔子10克、夜交藤15克；小便少者，加豬苓15克、通草10克、白茅根30克、車前子20克；齒鼻衄血者，加仙鶴草30克、白茅根15克；陰虧陽亢，耳鳴，面赤顴紅者，加龜甲30克、鱉甲30克、牡蠣30克；小便短赤澀少，濕熱留戀不清者，加知母12克、黃柏10克、馬鞭草10克、金錢草35克、茵陳蒿20克。

驗方七

【藥物組成】黑螞蟻50克　澤瀉30克　土鱉蟲30克　丹參30克　炮山甲30克　沙棘果10克　生大黃18克　王不留行30克　澤蘭35克　佛手25克

【適應證】適用於慢性肝炎、早期肝硬化伴輕度腹水。

【製用方法】上藥共研細末，溫開水沖服，每次5克，1日3次。

【加減變化】脾虛肝鬱者，加白朮10克、黨參15克、鬱金12克；腹水甚者，加玉米鬚20克、醋二丑15克、雲茯苓30克。

驗方八

【藥物組成】陳葫蘆巴30克　王不留行12克　丹參12克生大黃3克　澤漆9克　蘆葦筍60克　製水蛭10克　土鱉蟲10克薏苡仁10克　澤瀉10克　雲茯苓20克　炒扁豆10克　大腹皮25克

雞內金 60 克（研末沖服）　枳殼 20 克　紅花 15 克　黑木耳 15 克
虎杖 15 克

【適應證】膽結石伴膽囊炎，症見脅、腹、腰、背脹痛，口苦，飲食不佳等。

【製用方法】水煎內服，1 日 3～5 次。

驗方二

【藥物組成】炒黑桃仁 300 克　黑石耳 150 克　雞內金 200 克　金錢草 300 克　鬱金 100 克　元胡 150 克　生大黃 60 克 紅花 100 克

【適應證】膽結石、肝管結石、膽囊息肉、膽囊炎、腎結石、膀胱結石、尿結石。對症見脅、腹、腰、背脹痛，口苦，飲食不佳者特效。

【製用方法】共研細末，煉蜜為丸，每丸重 20 克，1 日 3 次，每次 1 丸。

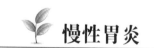

慢性胃炎

驗方一

【藥物組成】醋柴胡 9 克　烏藥 8 克　炒川楝子（去皮核）8 克　醋延胡索 15 克　砂仁 9 克　青皮 5 克　吳茱萸 3 克 鬱金 30 克　黨參 60 克　黃蓍 30 克　大棗 10 枚　黃連 6 克　沉香 3 克　太白米 1 克

【適應證】胃脘痛，連及兩脅，矢氣較舒，腹脹食差。

【製用方法】水煎服，1 日 3 次，1 日 1 劑。

驗方二

【**藥物組成**】陳皮10克　法半夏15克　丁香1克　佛手10克　人參18克　海螵蛸30克　綠萼梅6克　土炒白朮25克大棗15枚　生薑3片　建麴30克

【**適應證**】慢性胃炎、胃脘痛，時有腹脹，嘔吐，噯氣，泛酸。

【**製用方法**】水煎內服，1日3次。

驗方三

【**藥物組成**】黨參30克　黃蓍30克　山藥30克　當歸10克桂枝5克　大棗5枚　焦神麴20克　白芨3克　元胡10克　砂仁10克　炒白朮15克　佩蘭5克　炙甘草15克　桔梗15克　陳皮8克　丁香1克

【**適應證**】慢性胃炎、胃潰瘍、十二指腸潰瘍、胃脘痛，飲食差。

【**製用方法**】水煎內服，飯前30分鐘服。1日3次。

驗方四

【**藥物組成**】人參15克　旋覆花（布包）15克　代赭石（布包）30克　丁香3克　半夏18克　柿蒂30克　牛膝30克肉桂5克　白朮30克　焦三仙20克　砂仁30克　海螵蛸30克玫瑰花6克

【**適應證**】慢性胃炎，嘔吐清水或返酸，噯氣脹痛，氣逆上沖，納食少。

【**製用方法**】水煎內服，1日3次。1日1劑。

慢性腸炎

驗方一

【藥物組成】黨參30克　白朮15克　薑黃連10克　紅藤15克　醋地榆10克　白頭翁30克　檳榔15克　秦皮10克　山藥60克　焦神麴30克　大棗3枚　甘草3克

【適應證】慢性腸炎、結腸炎，時有瀉痢，大便無規律，疼痛食減。

【製用方法】水煎內服，1日3次。1日1劑。

驗方二

【藥物組成】鹽秦皮15克　白頭翁30克　翻白草30克　黃連10克　醋地榆10克　白朮15克　白花蛇舌草30克　馬齒莧30克　黃蓍20克　升麻6克　柴胡6克　當歸9克　炙甘草6克　黨參20克　砂仁6克　元胡20克

【適應證】慢性腸炎、結腸炎，大便次數多而不成形，疼痛。

【製用方法】水煎內服，1日3次，1日1劑。

腸 梗 阻

驗　方

【藥物組成】蘆薈6克　生狼毒3克　牙皂6克　木香6克　紅大戟（醋炒）6克　芫花（醋炒）6克　甘遂（面裡煨熟後研末

分服）6克　　牽牛子10克　　朴硝（化服）60克　　生薑15克　　大棗
25枚　　大黃6克

【適應證】腸梗阻急性發作期。

【製用方法】水煎內服，1日6次，1日1劑。

急性闌尾炎

驗方一

【藥物組成】黃連30克　金銀花120克　　當歸60克　　生
地榆30克　　玄參30克　　川大黃8克　　黃芩30克　　麥冬5克　　甘
草9克　薏苡仁20克　　桃仁9克　　製乳香6克　　製沒藥6克　　朴
硝（化服）60克

【適應證】闌尾炎急性發作期。

【製用方法】水煎內服，1日3次，1日1劑。

驗方二

【藥物組成】千里光18克　　黃連15克　　金銀花90克　　白
花蛇舌草30克　　鬼針草30克　　敗醬草30克　　生地榆18克　　元
胡30克　　紫花地丁30克

【適應證】闌尾炎急性發作期伴化膿，右下腹痛。

【製用方法】水煎內服，1日3次，1日1劑。

驗方三

【藥物組成】鮮紫花地丁、鮮蒲公英、鮮大黃、鮮黃
蜀葵根各適量

【適應證】闌尾炎急性發作期伴化膿，右下腹痛。

【製用方法】搗爛如泥，加冰片少許，外貼痛處。1日一換。

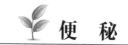

便 秘

驗方一

【藥物組成】炙黃蓍30克　肉蓯蓉15克　熟地黃12克　當歸身15克　炒黑芝麻18克　砂仁9克　火麻仁30克　酒大黃5克　翻白草15克

【適應證】大便秘結，飲食腹脹。

【製用方法】水煎內服，1日3次，1日1劑。

驗方二

【藥物組成】當歸30克　桃仁10克　杏仁10克　炙黃蓍60克　肉蓯蓉30克　火麻仁30克　熟地30克　白朮15克　酒大黃15克　黑芝麻30克　紅花10克　炒枳實9克　砂仁15克

【適應證】慢性、習慣性大便秘結，飲食腹脹。

【製用方法】水煎內服，1日3次，1日1劑。

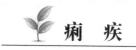

痢 疾

痢疾是指以腹痛、裡急後重、下痢赤白膿血為主症的一種發病急、病情重的常見病。多發生於夏秋季節，多由外受濕熱、疫毒之氣或內傷飲食生冷，損及脾胃與腸而形

成。病位主要在腸，7天內的痢疾多為實證，久痢不癒，脾胃虧損，則成標實本虛之證。

驗方一

【藥物組成】金銀花30克　川黃連9克　黃芩9克　杭白芍9克　山楂肉9克　枳殼7克　防風6克　薑厚朴7克　檳榔9克　青皮7克　當歸5克　甘草5克　地榆9克　紅花3克　酒洗桃仁3克（去皮尖）　木香3克

【適應證】3天以內痢疾。

【製用方法】共研細末沖服，1日3次。

【加減變化】痢下色白者去地榆、桃仁，加橘紅3克、木香3克；澀滯甚者加酒大黃10克。

驗方二

【藥物組成】川黃連9克　黃芩7克　桃仁粉7克　白芍5克　山楂9克　薑厚朴5克　青皮5克　檳榔6克　橘紅6克　甘草5克　炙甘草5克　當歸7克　地榆7克　紅花5克　木香5克　鹽知母5克　鹽秦皮9克

【適應證】3～7天內痢疾。

【製用方法】水煎內服，1日3次。

驗方三

【藥物組成】酒黃芩6克　酒白芍6克　橘紅4克　薑厚朴4克　木香4克　醋地榆5克　紅花3克　人參9克　土炒白朮15克　當歸5克　炙甘草6克　禹餘糧6克　鹽秦皮12克

柴胡3克　升麻3克　炙罌粟5克

【適應證】下痢不止，或經常反覆發作，虛弱者，久治不癒。

【製用方法】水煎內服，1日3次，1日1劑。

【加減變化】小兒劑量減少，孕婦去桃仁、紅花、檳榔。

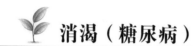

消渴（糖尿病）

消渴病是西醫的糖尿病範疇。該病的發病率逐年增長，已經成了臨床常見病之一，西醫無法治癒！中醫治療比較辣手，需要持續堅持治療6個月以上才能徹底根治，多數患者有多飲、多食、多尿、身體消瘦、尿有甜味、尿有泡沫、乏力困倦、視力下降，甚至伴發多種併發症，嚴重危害患者健康。

消渴病的病源主要在肺、胃、心、肝、腎。病久則陰陽五行失調，互相損傷，臟腑同病。

驗方一

【方名】吳氏祖傳消渴飲。

【藥物組成】夏天白50克　神仙草50克　菩提樹50克　翻肚白120克　雪山印80克　冬兒草60克

【加減變化】氣虛者加黃蓍30克、西洋參30克；口渴加花粉15克、葛根15克；陰虛火旺加生地30克、玄參30克、麥冬30克；小便多，腎陰虛加覆盆子30克、枸杞

子15克、山茱萸25克；腎陽虛四肢冷加肉桂4克、製烏附子8克、海馬10克；全身生瘡、發癢加草河車20克、金銀花30克；視力下降加穀精草60克。

【適應證】一切消渴症（糖尿病），天下無雙。

【製用方法】水煎內服，1日3～6次或當茶水飲。

【療效】特注：本方治療消渴病有效率達100%，治癒率高達87.5%，為當今醫壇的最佳治療糖尿病的秘方，至今已傳7代，臨床應用已有200餘年。

驗方二

【方名】吳氏消渴丸。

【藥物組成】苦瓜花100克　苦蕎麥花150克　南瓜花100克　枸杞子160克　山茱萸160克　大生地180克　大玄參180克　西洋參220克　薏仁花160克　卷柏120克　金釵100克　葛根花100克　花粉花100克　黃精250克　冬蟲夏草100克

【適應證】一切消渴病（糖尿病）。

【製用方法】上藥共研細末，以蜂蜜調勻成膏或製作丸，每日3次，不限量。

驗方三

【方名】吳氏消渴湯

【藥物組成】西洋參10克　黃連30克　白朮10克　雲茯苓10克　當歸10克　生地黃10克　酒炒黃柏8克　知母10克　麥冬15克　蛇六穀10克　天花粉15克　黃耆18克　桔梗15克　甘草2克　葛根8克　五味子8克　女貞子10克　薏苡仁150克

烏梅肉 10 克　　石蓮肉 5 克

【適應證】三消初期，脈實數，舌苔紅黃者。

【製用方法】上藥水煎內服，每日 6～10 次。

驗方四

【藥物組成】乾苦瓜、乾南瓜、薏苡仁各 500 克　黃牛腳殼、西洋參、麥飯石、枸杞、玄參、玉竹、麥冬、生地、花粉各 800 克　石膏 380 克　田螺 6000 克　蠶繭絲 1500 克

【適應證】三消過後，偶有口乾，小便多，飲食強，血糖時高時低者。

【製用方法】先用水 5000 克煎蠶繭絲和黃牛腳殼，去絲殼取汁，再將田螺倒入汁中，浸泡 12 小時，去田螺取汁備用。把餘藥共研細末，倒入藥汁中，小火煎成膏，勿大火煎糊，把膏裝入瓷瓶器具內，每日數次，量不限。

驗方五

【藥物組成】人參 10 克　知母 60 克　黃連 60 克　麥冬 30 克鬼箭羽 30 克　黃芩 15 克　桔梗 20 克　生地 30 克　石蓮子 15 克烏梅 50 克　五味子 30 克　天花粉 60 克　蠶絲 10 克

【適應證】上、中、下三消。

【製用方法】水煎內服，1 日 3 次，1 日 1 劑。

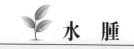

水　腫

水腫是指體內水液瀦留，泛溢肌膚，引起肢體浮腫的

疾病。多見於顏面、四肢，嚴重者可導致全身水腫和胸水、腹水。發病原因複雜，與肺、脾、腎、肝、心、三焦、膀胱、命門有密切關係。水腫是臟腑功能失調導致水液代謝功能下降引起的，臨床上統分為陽水和陰水。

驗方一

【方名】吳氏消水丸。

【藥物組成】水浮萍、漢防己、旱浮萍各180克　澤漆葉150克　石韋（去毛）150克　桑白皮150克　澤瀉150克　丹參150克　雲茯苓165克　橘皮150克　白朮150克　生薑500克　鬱李仁250克　通草55克　前仁185克　半邊蓮250克　陸英350克　玉米鬚300克　黃蓍180克

【加減秘方】先從臉面眼腫，漫延全身，名叫青水，其病根在肝，大黃主之；先心窩腫，名叫赤水，其病根在心，葶藶子主之；先從肚腹腫，名叫黃水，其病根在脾，甘遂主之；先從腳腫，上氣而咳，名叫白水，其病根在肺，藁本主之；先從足腫，名叫黑水，其病根在腎，連翹主之；先從頭面至足腫，名叫玄水，其病根在膽，芫花主之；先從四肢腫，腹滿脹大，全身腫脹，名叫風水，其病根在胃，澤漆主之；先從四肢小腫，而腹腫脹大，名叫石水，其病根在膀胱，桑白皮主之；先從小腸滿脹，名叫果水，其病根在小腸，巴豆主之；乍盛乍虛，時腫時消，名叫氣水，其病根在大腸，赤小豆主之；先從腰腫，後漫延至腿足，名叫陽水，其病根在命門，附子主之；先從胸背腫，名叫酸水，其病根在三焦，梔子主之。

【適應證】一切水腫。

【製用方法】上藥共研細末，生薑取汁備用，以水合藥末成丸，每丸重3～6克，每次服1～5丸，以水燈草煎水沖服。注：如果水煎服，只需將所有的藥劑量減少90%即可，加減變化不變。

【附錄】水腫五不治秘法：唇黑傷肝，面腫蒼黑是肝敗不治；缺盆平傷心，掌腫無紋理是心敗不治；背平傷肺，腹腫無紋理是肺敗不治；足下平滿傷腎，陰腫不起是腎敗不治；臍出傷脾，臍滿腫出者是脾敗不治。

驗方二

【藥物組成】蜈蚣草60克　醋炒三棱27克　醋炒莪朮27克　去白陳皮27克　青皮27克　砂仁27克　羌活27克　防己27克　竹草葉芯27克　澤瀉27克　連翹27克　檳榔27克　椒目9克　甘遂20克（面煨）　木香9克　膚香30克　乾漆9克（炒煙盡）　豬苓60克　醋炒白丑180克　醋炒黑丑180克　大黃72克　千年沉香27克

【適應證】全身水腫、腹大堅滿，腫脹不消，飲食不佳。

【製用方法】上藥共研細末，以水為丸，每丸重9克，每日服2～3次，每次1丸。

【禁忌】禁食菘菜、鹽醬、甘草、一切肥肉。

驗方三

【藥物組成】甘遂75克　葶藶子75克（炒黑）　吳茱萸

225克　醋芫花50克　附子15克　商陸250克

【適應證】水腫初起，體實不虛。

【製用方法】上藥共研細末，和蜜為丸，重6克，每服1丸，1日2次。腫消停服，以補氣為輔助，不可久服。以竹節草、水燈草煎水送服。

驗方四

【藥物組成】野山參15克　白朮55克　薏仁55克　茯苓55克　山藥10克　車前子10克　神麴10克　炒萊菔子10克　枳殼5克　肉桂2克　漢防己15克　木瓜6克　黃蓍60克　大棗20枚（去核）

【適應證】水腫久治不癒或常反覆發作，體虛者。

【製用方法】上藥水煎內服，1日3次，連服20～40劑。

【禁忌】禁忌食鹽。

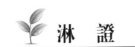

淋　證

淋證是以小便淋瀝不暢，並伴有尿路或腰腹不適為主要症狀的疾病。

病根在下焦，與肝、腎、膀胱有密切關係。臨床上分為氣淋、血淋、石淋、膏淋、勞淋，故稱為五淋。

驗方一

【藥物組成】虻蟲50克　去足斑蝥（製）20克　地龍20克　威靈仙120克　金錢草250克　琥珀50克

【加減變化】加減：石淋者以石韋、金錢草、柏子仁、白芥子、滑石各30克，煎水沖服；熱淋者以滑石100克、瓜蔞仁150克、石韋（去毛）20克，煎水沖服；血淋者以白茅根150克、白芍135克、木通10克、車前子100克、滑石75克、黃芩75克，煎水沖服；勞淋者以滑石30克、王不留行20克、冬葵子20克（製）、車前子20克、桂心20克、甘遂5克、通草10克、石韋（去毛）15克、麻子仁10克，煎水沖服；氣淋者以沉香6克、石韋（去毛）10克、滑石10克、王不留行10克、當歸25克、冬葵子10克、白芍10克、橘皮12克，煎水沖服；膏淋者以煆磁石10克（另包沖服）、大雲（酒浸24小時切焙乾）10克、澤瀉10克、滑石10克，煎水沖服。以通為度，不可久服。

【適應證】主治一切淋證。

【製用方法】上藥共研細末，水竹葉、水燈草各50克，煎汁沖服，每次5～10克，每日3～5次。

驗方二

【藥物組成】鮮薺薺菜150克　旱蓮草50克　金錢草150克　車前草50克　鳳尾草50克　草河車50克　金銀花60克　連翹60克

【適應證】乳糜尿伴腎炎、水腫、尿蛋白陽性有+號或伴澀淋。

【製用方法】水煎內服，1日3次，1日1劑。

【禁忌】禁食大蒜、生薑、辣椒。

驗方三

【**藥物組成**】製穿山甲片9克（不含鹽，另包研末沖服）
馬鞭草35克　蒲公英30克　金銀花25克　車前子30克　連翹
18克　雲茯苓15克　敗醬草20克　敗毒散15克　當歸尾12克
赤芍12克　丹參20克　王不留行15克　滑石30克　甘草6克
板藍根30克　雞血藤10克　澤瀉10克

【**適應證**】乳糜尿伴急性前列腺炎，小便不利，小腹
脹滿，尿蛋白增高等。

【**製用方法**】水煎內服，每日1劑，分3次服。

驗方四

【**藥物組成**】酒炒黃柏10克　酒炒知母10克　酒炒黃芩
10克　赤芍16克　車前子20克　懷牛膝10克　冬葵子20克
通草5克　麥冬15克　太子參30克　大黃6克　官桂3克　石
韋（去毛）10克　燈芯草30克　當歸36克　元參9克　玉竹9克
苦杏仁（去皮留尖）3克

【**適應證**】慢性前列腺炎伴增生、尿閉脹痛、小腹脹
滿、口苦微乾燥、大便秘結。

【**製用方法**】水煎內服，日服3～5次。

驗方五

方（1）

【**藥物組成**】炙黃蓍30克　生黃蓍100克　陳皮（去白皮）
6克　甘草8克　王不留行10克　車前草10克

【**適應證**】小便不通，脹痛，體質虛弱，久治不癒。

【製用方法】水煎內服，1日3次。

方（2）

【藥物組成】人參15克　蓮子心15克　茯苓15克　車前子15克　甘草5克　王不留行15克　肉桂3克　白果仁10克　生黃蓍30克　懷牛膝15克

【適應證】小便不通，腎氣虛弱，久治不癒。

【製用方法】水煎內服，1日3次。

方（3）

【藥物組成】人參30克　王不留行100克　穿山甲10克　三白草60克　皂角刺30克

【適應證】小便不通，腎氣虛弱，久治不癒的前列腺增生。

【製用方法】上藥共研細末，取新鮮動物膀胱（俗名尿泡）5具，將尿液放掉，清洗後從中剖開一條小口，將藥粉裝入膀胱內，用線封好，放入鍋內用火蒸至熟透，取出藥粉渣，食用膀胱，每天1～2具，連食1～3個月。

注：本方用於治療前列腺增生而致小便不通、脹痛等具有特效。

驗方六

【藥物組成】肉桂、附子各5克　麝香0.5克　王不留行30克　白丑15克　黑丑15克　大茴香3克　艾葉12克　土牛膝35克

【適應證】小便不通、便出脹痛、淋瀝不盡，時有時無，症屬體虛者。

【製用方法】上藥共研細末，用豬膽汁調和如膏狀，外貼肚臍上，每日更換1次，連貼10～30日。

急慢性腎炎、腎衰竭、腎病綜合徵、尿毒症

驗方一

【藥物組成】紫草30克　紫金藤15克　鮮牡丹皮15克　連翹30克　桑白皮18克　白花蛇舌草60克　豬苓15克　鮮車前草120克　鮮馬鞭草120克　薺薺菜60克　白茅根60克　麻黃3克

【適應證】急性腎炎伴輕度水腫、血尿、小便短赤量少、尿蛋白高、發熱。

【製用方法】水煎內服，1日5次，連服7～10日。

驗方二

【藥物組成】生地25克　炙黃蓍18克　熟地黃15克　紫金藤15克　茯苓10克　山藥10克　山茱萸10克　丹皮7克　黑附片（先煎）6克　車前子21克　澤瀉6克

【適應證】急性腎炎諸症減輕，水腫消退，尿蛋白仍存並有少量紅、白細胞及管型、血中非蛋白氮升高等病。

【製用方法】水煎內服，每日3次，1日1劑。

【禁忌】禁食一切肥肉、香菜、蝦及辛燥食物。

驗方三

【藥物組成】製黑附子15克　炒巴戟天肉15克　土炒白朮15克　熟地黃30克　山茱萸60克　炒山藥30克　車前子60克　金櫻子（去皮）18克　白茯苓35克　黃蓍45克　鹽澤瀉18克　土茯苓60克　小枝桂枝10克　五加皮30克　玉米鬚35克　草黃連12克　紫金藤10克　漢防己12克

【適應證】慢性腎炎，常見時輕時重水腫、面白肢冷、四肢乏力、食少乏味、腹脹便溏等症。

【製用方法】水煎內服，1日3次，1日1劑。

驗方四

【藥物組成】劉寄奴100克　玉米鬚100克　金剛葉60克　枸杞子60克　白茅根60克

【適應證】慢性腎炎，經久不癒，反覆發作者。

【製用方法】上藥用沸水沖泡後當茶飲，日量不限，特效。

驗方五

方（1）

【藥物組成】製附子12克　上等紅參60克（另煎兌服）紫金藤10克　劉寄奴60克　半邊蓮60克（鮮品佳）澤蘭葉30克　山茱萸15克　無花果60克　蘆薈12克　麥冬（去心）15克　五加皮15克　五味子9克　熟地黃15克　羚羊角粉9克（另包沖服）　丹皮9克　鹿茸6克　茯苓15克　杜仲葉10克　枸杞子15克　金銀花30克

【適應證】急慢性腎炎而致的尿毒症、腎病綜合徵。

【製用方法】上藥水煎內服，1日3～6次，每3～4小時1次。

方（2）

【藥物組成】正宗長白山野生人參60克　枸杞子30克　紫金藤10克　山茱萸30克　楮實子30克　龍眼肉30克　鹿茸粉9克（另包沖服）　太子參60克　冰糖150克

【適應證】急慢性腎炎而致的尿毒症、腎病綜合徵。

【製用方法】將上藥（鹿茸粉除外）裝在土質器具內，倒入冷水，將藥浸泡30分鐘，置於鍋內蒸30～50分鐘，取出後倒出藥汁，再加入冰糖200克，以開水倒入藥內，置於鍋內，蒸50～60分鐘，取出後連藥渣一起倒入第一次所蒸的藥汁內，分3次服用，沖服鹿茸粉，連同藥渣一同食用。連用10～20天。

驗方六（吳氏保腎湯）

【藥物組成】生地黃10克　熟地黃10克　紫金藤10克　當歸10克　甘草6克　三七9克（研末沖服）　琥珀9克（研末沖服）　紫河車6克（研末沖服）　冬蟲夏草6克（研末沖服）　天冬10克　麥冬10克　百合10克　白芍10克　陳皮6克　連翹30克　金銀花30克　半邊蓮30克　紅人參6克　鹿茸6克　薑黃連6克　薑黃柏6克　腎炎草15克　玉米鬚30克　白茅根90克　丹皮9克　山藥10克　山茱萸30克　小薊30克

【加減變化】尿少或尿不通，加車前草30克、通草3克；尿蛋白高，加澤瀉30克、黃蓍60克、豬苓15克；水

腫加茯苓10克、冬瓜皮30克、漢防己6克、醋炒黑丑6克、車前子15克；腎陽虛，手腳冰冷，加肉桂6克、乾薑6克、製黑附子10克；尿血或者潛血、隱血者，加苧麻根10克、梔子炭10克、大薊10克。

【適應證】急慢性腎炎而致的尿毒症、腎病綜合徵、腎功能不正常，尿檢不正常者，久治不癒。

【製用方法】上藥水煎服，1日1劑，分3次服。

前列腺炎、前列腺增生

驗方一

【藥物組成】芡實60克　山藥30克　益智仁30克　萆薢30克　澤瀉60克　半邊蓮60克　王不留行15克　車前子18克　菟絲子45克　雲茯苓30克　懷牛膝18克　台片12克　石菖蒲10克　沙苑子20克　甘草4克　水燈草芯35克

【適應證】前列腺炎、前列腺增生。

【製用方法】上藥水煎服，1日1劑，分3次服。

【加減變化】尿黃、尿道灼熱疼痛者，加木通9克、黃芩18克、竹葉10克、滑石60克；小腹、會陰、睪丸、精索脹痛明顯者，加川楝子18克、元胡18克、荔枝核60克、桔梗15克；腰骶酸痛者，加杜仲18克、川續斷18克、木瓜9克；遺精不止者，加煅龍骨30克、煅牡蠣30克、鎖陽12克；性功能減退者，加五味子10克、大雲30克、仙靈脾20克、黃精20克；口渴便秘者，加梔子15克、天花粉30克；前列腺液中膿細胞多者，加馬鞭草150克、蒲公英

30克、草河車30克；前列腺液或精液中有紅細胞者，加女
貞子20克、旱蓮草30克、熟大黃6克；增生甚者，加三棱
15克、莪朮15克、鱉甲21克、炮山甲10克。

驗方二

【藥物組成】莪朮18克　烏藥60克　益智仁45克　澤蘭
18克　肉桂6克　澤瀉30克　山茱萸30克　五味子18克　劉寄
奴30克　覆盆子45克　炮穿山甲15克（研末分3次沖服）　海藻
45克　浙貝母45克　真沉香9克（研末，分3次沖服）　鹽炒車
前子15克　雲茯苓120克

【適應證】適用於前列腺增生，症見尿頻難出，點滴
而下不暢，排尿無力，夜尿多，腰酸膝軟，氣短乏力，頭
暈耳鳴等。

【製用方法】上藥水煎服，1日1劑，分3次服。

【加減變化】中氣不足，體倦乏力，頭暈氣短者，加
黨參30克、黃蓍60克；濕熱壅積而會陰下墜，尿熱赤黃
者，加萆薢30克、川楝子15克、白花蛇舌草45克、敗醬
草45克；腎陽虛，四肢軟，不溫者，加人參15克、製附
子30克、鹿角霜21克。

腎結石、尿結石

驗方一

【藥物組成】金沙草60克　金錢草60克　車前草60克
威靈仙30克　川牛膝30克　雞內金15克　炮山甲30克（研末沖

服） 澤瀉 30克 紅花 30克 琥珀 30克（研末沖服） 沉香 9克
滑石 30克 甘草 9克

【適應證】尿路結石。

【製用方法】上藥煎汁當茶喝，並加強體育活動。適
用於尿中挾石，小便艱澀，排尿時有中斷、疼痛等。

驗方二

【藥物組成】川牛膝 30克 車前子 30克 栀子仁 6克
石韋 30克 山藥 20克 黃蓍 9克 茯苓 60克 雞內金 30克 海
金砂 30克 人參 6克 通草 6克 琥珀 20克（研末沖服） 金錢
草 90克 木香 15克 黃蓍 10克 王不留行 15克 山茱萸 30克

【適應證】適用於體質虛弱，小便無力之腎結石、尿
路結石等。

【製用方法】上藥水煎服，1日1劑，分5次頻服。

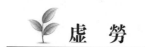

虛 勞

虛勞是一種以臟腑虛損、形體衰弱、氣短乏力、容易
疲勞、失眠健忘等為特徵的常見病。多數因先天不足，後
天失調，病久失養，積勞內傷，久虛不復導致的各種虧損
證候者，都屬於本病的範疇。病根在五臟，分為氣虛、血
虛、陰虛、陽虛等。久虛嚴重影響健康，而且一切大病都
是因為虛弱而致。

驗方一

【方名】吳氏三元保命丹。

【藥物組成】豨薟草1500克（五月五日、六月六日、七月七日在夜晚採各500克，用嫩尖葉，陰乾，用陳年老酒、白蜜拌勻，九蒸九陰乾，共取淨末500克，備用）　白蒺藜2500克（去刺），用1歲小孩小便（男女各半）浸泡3天，清水淘淨，陰乾再浸，如此反覆3次，陰乾取淨1000克，備用　香附子1000克（用1歲孩童小便，男女各半，浸泡3天，不用水清洗，直接陰乾；再倒入陳年白酒內浸泡3天，不清洗，直接陰乾；再倒入陳年米醋內浸泡3天，不清洗，陰乾，取淨末500克，備用）　杜仲1000克（鹽水浸泡3天，去皮取心，陰乾，取淨末500克，備用）　麥冬（去心）250克　天冬（去皮筋）450克　熟地黃450克　人參450克　黃蓍250克　茯神250克　炒酸棗仁250克　枸杞子250克　懷牛膝250克　續斷250克　五加皮250克　淮山藥250克　山茱萸250克　炒白朮250克　酒蒸菟絲子250克　千年沉香250克　朱砂200克　製南星250克　沙苑子250克　薑製旱半夏250克　鹿茸250克　虎脛骨250克　酒蒸金毛狗脊250克　酒蒸千年健250克　製乳香150克　製沒藥150克　酒炒黃芩150克　炒山楂150克　煆龍骨150克　地龍150克　土鱉蟲150克　肉桂150克　炒甜瓜子150克　製白附子50克　製黑附子100克　骨碎補150克　透骨草150克　伸筋草150克　酒洗全當歸300克　炙甘草150克

【適應證】主治五勞七傷、左癱右瘓，腰背酸痛、類風濕、骨質增生等一切諸虛諸痛之症，大有神效。

【製用方法】上藥太陽曬乾，共研細末，煉蜜為丸，每丸重15克，每日服3次，每次1～2丸，用老酒或鹽湯送服。

【特註】本方療效獨特，製法務必遵古，否則無效或效果不佳。

驗方二

【方名】吳氏保元丹。

【藥物組成】何首烏2500克（越大越好，米泔水浸泡一夜，去皮，以竹刀切碎，用懷牛膝500克、黑豆5000克　同蒸，九蒸九曬，換黑豆九次，黑豆不用，首烏、牛膝陰乾備用）　熟地黃350克（酒洗、拌砂仁、雲茯苓末各30克，蒸至熟透為度）　終南山野生人參200克（去蘆）　山藥250克（去皮）　菟絲子450克（淘淨，酒浸，蒸一炷香）　天冬350克（去皮心）　麥冬（去心）350克　生地350克（酒洗）　當歸身350克（酒洗）　枸杞子350克　柏子仁450克（湯泡7次，去油至淨）　茯苓350克（牛乳拌蒸）　茯神350克補骨脂450克（核桃肉研碎拌炒後蒸熟）　杜仲450克（鹽水炒）山茱萸450克　鎖陽450克（酒蒸）　肉蓯蓉450克（酒蒸）　九節菖蒲350克　遠志肉350克

【適應證】一切虛損勞傷，五心煩熱，失眠多夢，健忘夢遺，服之神效。

【製用方法】上藥共研細末，煉蜜為丸，每丸重20克，每日3次，每次1丸。服藥期間禁性生活30天，避免重體力勞動。

驗方三

【方名】吳氏神應丸。

【藥物組成】棉花籽1000克（青鹽水、純白酒拌浸泡一夜，

去殼，炒黃色）　　牛膝1000克（酒浸泡48小時，陰乾；再用1～3歲男孩童便浸泡12小時，曬乾）　　車前子150克　　檳榔、火麻子仁（微炒赤色，退殼，另研入藥）、鬱李仁（甘草50克，煎水浸泡24小時，去皮，另研細末）、菟絲子（酒浸24小時焙乾，研細末）、山藥（去皮）以上各200克　　枳殼（去穰，麥麩炒黃）　　防風、獨活各100克　　砂仁60克　　錦紋大黃45克（半生半熟）　　白人參250克

【適應證】三十六種風，七十二種氣，上熱下冷，腰腳四肢全身關節疼痛，無力疲倦，多睡噩夢，瘦弱少食，面色黃赤，惡瘡下痊，口苦無味，惡寒毛聳，積年痞塊，男子陽痿早洩，女子絕經不育，嘔吐瀉痢，不論老少皆可服用，補虛駐顏，疏風順氣，真乃神方也。

【製用方法】上藥共研細末，煉蜜為丸，每丸重15克，每日服3次，每次1丸。慢性病者堅持服用6個月～1年，特效，妙不可言。

驗方四

【方名】八卦安神延壽丹。

【藥物組成】天門冬1500克（抽心去皮，長流水洗淨曬乾，擇明淨者用之）　　熟地黃500克（去皮、黑米酒蒸九次，曬乾）　　西紅花100克　　冬蟲夏草100克　　僵蠶100克　　當歸100克（酒浸泡一夜，曬乾）　　真川椒100克（閉目者不用）　　石燕兩對　　大海馬5對（注意公母各5個，用酥油泡透，再小火焙乾）　　鹿鞭1具（正品，雄黃色）

【適應證】大補氣血、祛風寬脾、助陽填髓、生津養顏、返老還童、健康不病，大驗特效。

【製用方法】上藥共研細末，煉蜜為丸，每丸重10克，每日2～3次，每次服1丸，空心，黃酒或淡鹽湯送服。

【禁忌】服藥21天內禁止性生活。忌大怒大醉。

陽痿、早洩

陽痿早洩是男性的常見病之一，是指陰莖不舉或不堅硬，或者舉而不久，在很短的時間內就射精，甚者接觸即射精的一種疾病，又稱陰痿。

前陰為宗筋所會，又為陽明所主，陰莖位於前陰，宗筋鬆懈則陰莖不舉，故本病與肝、腎、脾、陽明四經有密切關係。

驗方一

【方名】吳氏起痿丹。

【藥物組成】酒洗全當歸12克　酒炒白芍6克　生地8克　熟地12克　枸杞子8克　淮山藥8克　澤瀉8克　丹皮8克　薑汁炒杜仲10克　酒蒸菟絲子10克　炙甘草3克　山茱萸30克　五味子6克　人參6克　茯苓7克　桂心6克　遠志肉8克（甘草水煮曬乾）

【適應證】腎虛陽痿、早洩、頭暈、腰腿酸軟，全身乏力。

【製用方法】上藥水煎內服，連服10～30天，每日3次，服藥期間禁止性生活。

驗方二

【方名】河車大力丸。

【藥物組成】紫河車2具（酒洗淨，焙乾）　鹿茸250克（酥炙）　黑驢腎（連腎切片，酥炙）4具　黃狗腎（連腎酒煮，焙乾）10具　熟地黃（九蒸曬）450克　枸杞子（酒蒸）450克　生何首烏450克　山茱萸450克　巴戟肉（酒蒸）450克　破故紙（酒、鹽各半炒）450克　山藥（鹽水炒）450克　骨碎補（酒炒）450克　魚鰾（蛤粉炒）450克　五味子450克　菟絲子（酒煮）450克　仙茅（米泔水浸3次，去皮）450克　大雲（去皮）450克　鎖陽450克　大茯苓450克　人參150克　楮實子450克　芡實450克　韭子450克　附子（製）450克

【適應證】主治陽痿不舉，舉而不堅，性功能下降，遺精早洩，頭暈耳鳴，全身乏力，睡眠不佳等。

【製用方法】上藥共研細末，取鮮桑葚子2500克，煎熬加蜜，再入藥粉熬成膏致為乾泥，做成丸，每丸重20克，每日空腹服3次，每次1丸，淡鹽湯送服。大效！

驗方三

【方名】吳氏陰陽丸。

【藥物組成】梅花鹿茸369克　九香蟲190克　海狗腎10具　文蛤485克（小米飯上蒸，陰乾）　熟地黃350克（九蒸曬）　五味子350克（甘草煮）　遠志肉350克（甘草煮）　牛膝500克（酒洗，去頭尾）　茯神350克　蛇床子350克（去土，酒浸炒）　柏子仁350克（炒去油）　菟絲子350克（酒煮）　肉蓯蓉400克（酒洗，去皮）　青鹽250克　黑雄狗腦骨1個（煅存性）　大海馬30條

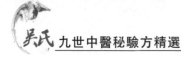

（去內渣）

【適應證】五臟真氣不足，下元冷憊，二氣不調，榮衛不和，男子絕陽無子，女人絕經不育，面黑神昏，恍惚健忘，失眠多夢，自汗盜汗，煩勞多倦，遺精夢泄，淋濁如膏，大便滑泄，膀胱邪熱，下寒上熱，保神守中，降心火，益肝腎，陽痿不舉，挺而不堅等，功效甚捷。

【製用方法】上藥共研細末，以黃酒做成丸。朱砂為衣，每丸重6～9克，每次服1丸，每日3次。

驗方四

【方名】男子太極丸。

【藥物組成】茯苓1000克（牛乳汁浸泡，日曬夜露至重600克止）　赤石脂150克（川椒末200克　和炒，去椒末）　胎髮50克（先將髮溶化，入血竭15克　攪勻）　朱砂15克（用黑牛膽汁煮，焙乾）　肉蓯蓉（酒浸）、破故紙（青鹽水炒）、巴戟天肉（酒炒）、煆龍骨（水飛）各25克　鹿角霜250克　九香蟲50對（黃酒洗淨，焙乾）

【適應證】體虛精冷少，發白眼花，房事質差。久服美顏黑鬚，延年益壽。

【製用方法】上藥共研細末，鹿角膠250克，蜜和搗為丸，每丸重10克，每日服3次，每次1丸，1月後漸加至每次2丸，服藥禁房事，1個月後欲得子，用車前子65克，煎湯飲服。

驗方五

【方名】周天還真膏。

【藥物組成】蛇床子、肉蓯蓉、枸杞子、地骨皮、麥門冬、廣木香、製黑大附子、生地黃、木鱉子（去殼）、鎖陽、巴戟肉、防風、人參、生川烏、遼細辛、生草烏、茯苓、公丁香、母丁香、桂皮、桂心、陰陽二起石、生沒藥、肉豆蔻、各50克　天門冬、蒼朮酒炒全當歸各200克

【適應證】具有固精鎖關，興陽助氣，通二十四血脈，治下元三焦虛冷，五勞七傷，小腸疝氣，風濕痛癢，兩腿酸麻，陽痿早洩、舉而不堅、婦人赤白帶下、血崩漏，美顏黑髮，行走輕鬆剛健等特效。

【製用方法】用上等麻油1500克，將上藥放入油內煎，直至藥枯，滴油入冷水中成珠不散，去渣，再加入後藥末。

後下藥粉方：麝香、雄黃、硫黃各15克，鴉毛粉125克，虎骨、海馬各120克（用酥油煮透，慢火炙乾），蟾酥、紫稍花、龍骨各75克，石燕、雲母各35克。

【製用方法】上藥共研300目細末，待前油成珠，退出時加入以上藥粉，攪勻，裝入磁罐內，冷水浸罐半腰，3天3夜，退火毒，密封。

用法：選用紅、黃色棉絹布或棉皮紙，攤其藥膏一層，封臍，每6日一換（夏天1～3天一換）。

【附錄】每月行火用功日期（均為農曆日期）：

初八日上弦補氣八口（應八卦之數）；

初九日補氣九口（謂之開通九竅）；

初十日補氣十二口（謂之純紀一年之數）；

十一日補氣十六口（以全中元一斤之備）；

十二日補氣二十四口（以宜二十四節氣）；

十三日補氣三十六口（謂之疏通三十六骨節之脈）；

十四日補氣六十四口（謂之演六十四卦之周）；

十五日補氣七十二口（以煉七十二候之經）；

十六日補氣八十一口（記之九轉還丹之微也）。

驗方六

【方名】金槍不倒膏。

【藥物組成】陽起石（翅足，煅過）、蛇床子、大楓子（去殼）各50克　香附子、韭子各100克　土狗9個（去殼）麝香5克　硫黃5克

【適應證】興陽助威，百戰不泄。

【製用方法】上藥共研細末，煉蜜為丸，如蓮子大，用油紙蓋封肚臍上，再以布帶子縛緊，陽物自堅硬持久，欲解，飲冷水即可。

驗方七

【藥物組成】熟地黃60克　陳皮15克　山茱萸120克鹿茸10克　酒炒當歸頭10克　紅人參15克　山藥15克　砂仁10克　海馬15克（研末沖服）　仙茅30克　酒炒巴戟天15克鹽淫羊藿30克　肉蓯蓉15克　遠志肉10克

【適應證】陽痿早洩、舉而不堅、堅而不久、性冷淡。

【製用方法】水煎內服，1日3次，每日1劑。

遺精、滑精

遺精有生理正常、病理不正常之分。成年男子偶有遺精，是正常生理現象，只有次數頻繁，伴有精神委靡，腰酸腿軟、性功能下降等症狀時方為病態。

分為夢遺、滑精。夢中遺精為夢遺，無夢而精自出者為滑精，其病因病機不同。

驗方一

【方名】龜鹿二仙膏。

【藥物組成】鹿角膠 500 克　龜板膠 500 克　枸杞子 500 克　茯神（朱砂拌蒸）500 克　楮實子 150 克　人參 100 克　夜交藤 500 克　龍眼肉 300 克

【適應證】虛損遺泄，瘦弱少氣，目視不清，失眠多夢。本膏大補精髓，益氣血，安神志。

【製用方法】先將龍眼肉煎濃汁，用汁將二膠化開，加入其他藥末，攪勻，冷定切成小塊，初服 8 克，漸加至 10～20 克，空腹老白酒送服。

驗方二

【方名】太乙金鎖丸。

【藥物組成】人參、五色龍骨、覆盆子、茯神各 350 克　桂心 120 克　蓮子心 250 克（未開者陰乾）　芡實 50 克　鼓子花 200 克（即單葉纏枝牡丹）　金櫻子 500 克（去皮、芯）　車前子

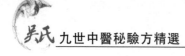

500克

【適應證】男子專用，固精補腎，安神定志，大驗。

【製用方法】先把金櫻子、車前子合煎成藥汁，餘藥共研細末，將藥末倒入藥汁中，搗千餘次，為丸，每丸重9克，每次服1丸，早晨、晚上用鹽酒水送服。

【禁忌】百日禁性生活，忌葵菜，受孕必成男。

驗方三

【方名】男子種子丹。

【藥物組成】人參150克（酒浸透，陰乾）　古墨100克（時間越久越好）　破故紙175克（鹽水泡，炒香）　肉蓯蓉218克（酒浸一夜，去皮，蒸熟陰乾）　鎖陽100克　山藥185克（鹽水拌炒黃）　薏苡仁150克（炒黃）　當歸身180克（酒浸洗，陰乾）　茯苓175克（牛乳汁拌蒸，曬乾）　遠志肉150克（甘草50克　煎水浸泡一夜，曬乾）　海馬150克　千年沉香25克　蓽澄茄15克（勿誤用山胡椒）　何首烏100克（黑豆粉拌，蒸9次，去豆粉，陰乾）巴戟天500克（酒浸泡24小時，曬乾）　北細辛35克（洗去土）海狗腎5具　淫羊藿60克（香油少許拌炒）　土木鱉5個（忌油）

【適應證】體虛滑精，夢交遺泄，精冷精少，下元虛冷，陽痿早洩，舉而不堅，腰腿酸軟，性事淡泊等，大驗。

【製用方法】上藥須選上品，共研極細末，煉蜜為丸，每丸重10克，空腹內服，每日3次，每次1～2丸，酒或淡鹽湯送服。

【禁忌】忌房事1～2個月，服藥期間禁食一切肉類。

驗方四

【藥物組成】生地15克　全當歸10克　太子參10克　茯神15克　夜交藤15克　炒酸棗仁10克　遠志肉9克　蓮鬚9克　鹽黃柏9克　薑黃連5克　砂仁（後下）6克　麥冬（去心）10克

【適應證】夢多遺精，失眠健忘，心悸怔忡，頭暈耳鳴，精神不振，小便黃赤，舌紅苔薄黃，脈細數。

【製用方法】水煎內服，1日3次。

驗方五

【藥物組成】鹽知母、鹽黃柏、丹皮各9克　山茱萸10克　熟地黃20克　金櫻子15克　茯苓10克　澤瀉12克　山藥25克　芡實30克　陳皮6克　砂仁6克　龜板60克（先煎）

【適應證】性慾亢進，遺精頻繁並伴早洩，頭暈耳鳴，腰膝酸軟，精神委靡，形體消瘦，顴紅如灼，咽乾口燥，舌紅少苔，脈細數。

【製用方法】上藥水煎內服，1日3次，1日1劑。

驗方六

【藥物組成】萆薢10克　茯苓10克　黃柏10克　車前子（布包）10克　蓮子心5克　丹參20克　菖蒲6克　白朮10克　苦參3克　龍膽草6克

【適應證】遺精頻作，小便赤澀不暢或伴混濁，並有小便挾精現象。脘腹痞悶，口苦或渴，舌紅苔黃膩，脈濡數或滑數。

【製用方法】上藥水煎內服，1日3次。

驗方七

【藥物組成】人參、白朮、炒酸棗仁、山藥、當歸、茯苓、芡實、遠志、肉蓮肉各10克　升麻6克　柴胡3克　黃蓍30克　煆龍牡各30克　元肉30克

【適應證】遺精滑精，因勞累加重，心悸失眠，四肢困倦，神疲氣短，面色萎黃，食少便溏，舌淡，脈細弱。

【製用方法】上藥水煎內服，1日3次。

驗方八

【藥物組成】柴胡、當歸、白芍、白朮、丹皮各10克茯苓15克　山梔子5克　黃連15克　鬱金10克　甘草3克　薄荷6克　生薑3克

【適應證】夢遺頻作，陰莖易於勃起，頻躁易怒，胸脅不舒，精神抑鬱，頭暈目眩，口苦咽乾，不思飲食。舌紅苔黃，脈弦數。

【製用方法】上藥水煎內服，每日3次。

驗方九

【藥物組成】熟地15克　山藥20克　山茱萸30克　枸杞、當歸、酒炒菟絲子、炒杜仲、鹿角膠（兌化服）、肉桂、附子、芡實、金櫻子、鎖陽各10克　益智仁60克　覆盆子60克　蓮子35克

【適應證】遺精頻作，甚而無夢滑精，伴陽痿早洩，龜頭發冷，形寒肢冷，神疲乏力，腰膝酸軟，面色白，夜尿頻多，舌淡苔白，脈沉細。

【製用方法】上藥水煎內服，1日3次，1日1劑。

驗方十

【藥物組成】黃柏150克　熟地、麥冬、枸杞子、山茱萸、天冬各75克　魚鰾150克（炒）　鎖陽、蓮鬚、五味子各45克　車前子30克

【適應證】夢遺久不癒，精關不固。

【製用方法】上藥共研細末，煉蜜為丸，每丸重9克，每日服3次，每次服1丸，以金櫻子30克、燈芯3克，煎水送服。大驗。

驗方十一

【藥物組成】川芎、歸身（酒洗）、白茯苓、白芍、甘草、熟地、杜仲、金櫻子、鎖陽、淫羊藿（去邊、炙酥）、金釵、石斛、茯神（去木）各15克

【適應證】夢遺滑精，腰腿酸軟，精疲乏力，久醫不癒。

【製用方法】上藥水浸6小時，臨臥前煎服，連服7～21天。

驗方十二

【藥物組成】黃耆120克　山藥120克　遠志50克（去心）　茯苓、朱茯神各50克　桔梗、炙甘草各15克　人參85克　麝香2克　木香6克　砂仁12克　醋柴胡6克

【適應證】夢遺失精，驚悸鬱結，頭暈眼花，疲倦無力。

【製用方法】上藥共研細末，黃酒送服，每次10克，

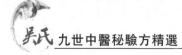

每日3次。

驗方十三

【藥物組成】熟地、麥冬各50克　山藥、芡實各25克　川黃連5克　肉桂3克　白茯苓35克　人參9克　白朮、菟絲子、蓮子心、棗仁、沙參、當歸身各10克　玄參30克　五味子15克　丹參9克　陳皮3克

【適應證】憂思過度，勞倦傷神，遺精無常，久治不癒。

【製用方法】上藥水煎內服，1日3次，1日1劑。

 ## 心悸、怔忡、胸痹、真心痛

（冠心病、早搏、心梗、心絞痛、心律不整、二尖瓣關閉不全）

驗方一

【藥物組成】人參50克　製黑附子60克　乾薑25克　巴豆霜15克　吳茱萸15克　元胡30克　麝香1克（兌服）　生狼毒10克　桂心65克　丹參36克

【適應證】真心痛（心臟病）急性發作，氣逆閉悶，手足色青，舌青紫黑，不可忍者。急用方。

【製用方法】水煎頻服。

驗方二

【藥物組成】高良薑25克　厚朴10克　生狼毒3克　當

歸桂心各15克　苦參15克　椒目10克

【適應證】心腹滿悶，煩急不安，四肢冷，出汗，食少，時伴疼痛，大便秘結。

【製用方法】水煎內服，1日3次，1日1劑。

驗方三

【藥物組成】人參30克　狼毒2.5克　朱茯神20克　遠志肉(甘草水浸一宿)15克　九節菖蒲(米泔水浸炒)60克　苦參12克　丹參(黃酒浸炒)30克　香附子(3歲童便浸炒)60克　製沒藥15克（另包沖服）　琥珀15克（另包沖服）　血竭15克（另包沖服）純三七粉15克(另包沖服)　藏紅花10克　鬱金60克　麥冬12克（去心）　桂心8克　五味子8克　川芎15克　赤芍15克

【適應證】冠心病，心絞痛。

【製用方法】上藥水煎內服，1日3～5次。或共研細末，每次服5～10克，空腹溫湯下，1日3次。

驗方四（吳氏救心丹）

【藥物組成】真椒10克　大戟狼毒30克　冰片15克　麝香3克　人參150克　乾薑50克　製黑附片80克　製白附子80克真沉香30克　好檀香30克　細辛18克　降真香30克　藏紅花50克　芭蕉樹芯1個　製乳香20克　麥冬60克　丹參60克　青木香30克

【適應證】急慢性心絞痛。症見胸悶氣短，呼吸困難，嘴唇青紫。

【製用方法】上藥共研細末，密封存，每服2～5克，

1日3～5次。

驗方五

【**藥物組成**】藏紅花10克　黃蓍30克　人參30克　全當歸60克　枸杞子60克　山萸肉60克　龍眼肉60克　熟地黃60克

【**適應證**】心肌缺血，早搏，二尖瓣關閉不全，心慌氣短。

【**製用方法**】上藥水煎內服，每天1劑，每日3次。

驗方六

【**藥物組成**】瓜蔞仁、生龍骨、生牡蠣、黨參各30克　薤白、當歸、川芎、陳皮、丹參、半夏、遠志肉各10克　黃蓍、太子參、龍眼肉各20克　炒酸棗仁25克

【**適應證**】心律不整，時伴氣短，胸悶，驚慌不適。

【**製用方法**】上藥水煎內服，1日1劑，每天3次。

驗方七

【**藥物組成**】紅人參60克　炮黑附片30克　枳實、桂枝、炙甘草、柏子仁（炒去油）、棗仁（炒）、白邊、萬年青（去皮刺）、生狼毒澤瀉各9克　淮小麥、珍珠母（研末沖服）、丹參各30克　龍齒25克

【**適應證**】心悸心慌，心房纖維性顫動。

【**製用方法**】上藥水煎內服，1日3次，1日1劑。

驗方八

【藥物組成】蓮子心60克　太子參、龍眼肉各30克　麥冬（去心）、丹參、百合各15克　五味子、甘草、遠志肉、人參、茯神各9克　淮小麥、生龍骨、生牡蠣各30克　磁石（先煎）25克　鬱金120克

【適應證】精神情緒受刺激引起的心律失常。

【製用方法】上藥水煎內服，1日3次，1日1劑。

驗方九

【藥物組成】黨參、麥冬、五味子、丹參、川芎、元胡、紅花、五靈脂各15克　檀香、肉桂、公丁香、芸香各5克　冰片3克　蓽撥10克　砂仁8克　雞血藤、百合各20克　製沒藥6克　石菖蒲18克

【適應證】早搏。

【製用方法】上藥共研細末，煉蜜為丸，每丸重9克，每次1丸，1日3次。

驗方十

【方名】吳氏救心丸。

【藥物組成】朱砂25克　真琥珀35克　冰片20克　木香50克　麝香5克　製沒藥25克　降香25克　當歸50克　香附子50克　安息香50克　蓽撥（炒）15克　製乳香15克　五靈脂（醋炒）15克　元胡25克　真沉香15克　白芸香15克　海藻（焙乾）25克　玄參25克　茯神35克　生地100克　麥冬50克　丹參35克　炒柏子仁50克　酸棗仁（炒）50克　天冬50克　遠

志肉25克　炒吳茱萸25克　五味子25克　人參40克　生狼毒10克　三七60克

【適應證】冠心病、心絞痛等其他心臟疾患。

【製用方法】上藥共研細末，煉蜜為丸，如綠豆大。以吳茱萸（鹽水浸泡，炒去油）10克，煎水送服用，每次20～60丸，1日3次。

注：本方為家傳秘方，已應用170餘年，效果神奇。

驗方十一

【方名】吳氏救心湯。

【藥物組成】麝香（兌服）1克　冰片（兌服）3克　三七粉（兌服）12克　燈芯3克　丹參60克　生狼毒6克　紅人參60克　黃耆60克　製黑附子60克　甘草10克　熟地黃30克　山茱萸60克　麥冬20克　元胡30克　遠志肉15克　當歸15克　砂仁15克　炒吳茱萸10克　真沉香（研末兌服）6克

【適應證】冠心病、心絞痛、心梗等其他心臟疾患。

【製用方法】水煎內服，1日3～6次，每次50～100毫升，1日1劑。

風濕性心臟病

驗方一

【藥物組成】石菖蒲30克　八角芯1個　炙甘草15克　麥冬15克　熟地10克　炒酸棗仁20克　黨參10克　紅人參10克　阿膠25克（烊化服）　生薑6克（去皮）　肉桂3克　紅棗5枚

細辛6克　桂枝6克　元肉12克　茯苓12克　浮小麥30克　製
黑附子30克

【適應證】慢性風濕性心臟病、二尖瓣狹窄。症見心
慌驚悸，胸背痛，氣短，肢倦，舌淡無苔，胸悶不舒。

【製用方法】上藥水煎內服，1日3次。

驗方二

【藥物組成】桂枝9克　太子參12克　赤芍12克　桃仁
12克　川芎6克　細辛6克　西紅花6克　附子16克　人參10克
丹參15克　黃蓍15克　益母草35克

【適應證】風濕性心臟病合併心律失常。

【製用方法】水煎服，1日1劑，每天3次。

驗方三

【藥物組成】毛冬青30克　魚腥草30克　製黑附片15克
萬年青根10克（去皮，凡心率在每分鐘60次以下者禁用。）　煅海
浮石30克　漢防己10克　桂枝10克　炒萊菔子10克　半夏10克
枳殼10克　黨參10克　石膏30克　全瓜蔞30克　葶藶子15克
麻黃3克　杏仁6克

【適應證】風心病兼痰飲，咳嗽氣喘，心下痞堅，胸
脹悶滿，全身浮腫，面色黧黑，喘息不得臥，咳痰黏稠，
口渴不欲飲，小便短赤，大便秘結，舌質淡紅，邊有齒
痕，苔白而厚，脈浮弦而數。

【製用方法】上藥水煎內服，1日1劑，1日3次。

【加減變化】舌苔白，虛寒者去魚腥草、石膏，重用

麻黃、杏仁；舌苔黃，症見熱者，加板藍根、連翹；咳甚者加炙百部、炙冬花；虛甚者加太子參。

驗方四

【藥物組成】當歸、龍眼肉、枸杞子各60克　丹參30克千年沉香3克

【適應證】心臟供血不足，虛損型心臟病。

【製用方法】上藥水煎內服，1日3次。

肺 心 病

肺心病是一種肺功能低下，肺功能失調，長期肺臟疾病而導致心臟功能下降、心功能不正常的一種因肺而累及心臟的疾病，稱為肺心病，是臨床常見的疾病。屬於中醫的咳嗽、哮喘、胸痹、肺痿等病的範疇。

驗方一

【藥物組成】棉花根30克　黨參60克　麥冬15克　北沙參15克　葶藶子15克　苦杏仁15克　五味子30克　三七粉(兌服)6克　炙百合30克　川貝母8克　遠志肉9克　膽南星9克銀杏仁6克

【適應證】慢性肺源性心臟病。症見咳嗽氣喘，胸悶氣短，呼吸抬肩，行動加重。

【製用方法】上藥水煎內服，每日1劑，每天3次。

驗方二

【**藥物組成**】百合30克　熟地黃30克　陳皮10克　蘇子10克　蛤蚧1對　炒女貞子12克　棉花根30克　枸杞子12克　酒炒菟絲子12克　沙苑子12克　杏仁12克　前胡9克　炙紫菀9克　百部9克　沉香末3克(沖服)　人參10克　北黃蓍15克　雲茯苓18克

【**適應證**】肺心病，咳喘日久，時輕時重，呼吸短促難續，動則喘甚，腰酸耳鳴，咳吐白痰，黏稠，舌質淡，脈沉細。

【**製用方法**】上藥水煎內服，1日3次，每天1劑。

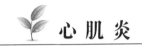

心 肌 炎

心肌炎屬於中醫發熱病的範疇，其病因病機主要是高熱後治療不及時，熱入心包導致的一種疾病。多發生在小兒，是小兒常見病。

驗方一

【**藥物組成**】羚羊角粉9克（另包沖服）　黃連15克　石膏120克　知母25克　淡竹葉60克　青蒿15克　白薇10克　金銀花50克　連翹芯60克　滑石30克　豆卷15克　桂枝6克　僵蠶30克

【**適應證**】急性心肌炎，高熱，神昏譫語。

【**製用方法**】上藥水煎內服，1日3次。

【**加減變化**】熱退減後加黨參15克、黃蓍15克、麥冬

15克；濕困而胸悶者加蘇梗10克、藿香梗10克、鬱金10克、旋覆花（布包）10克；熱甚加黃芩20克、蘆根120克、花粉18克。

驗方二

【**藥物組成**】金銀花60克　生地30克　麥冬30克　玄參30克　玉竹30克　炙狼毒18克　連翹芯20克　甘草15克　丹參15克　黃蓍15克　苦參15克　大青葉20克　茶樹根20克

【**適應證**】病毒性、慢性心肌炎，伴心肌損傷、心律失常，時感氣短乏力，胸悶不適。

【**製用方法**】上藥水煎內服，1日3次。

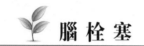

腦 栓 塞

西醫稱呼的腦栓塞屬於中醫的內傷頭痛、眩暈病的範疇，中醫辨證為痰濁上泛、瘀血阻絡、痰濕中阻、氣血兩虛等證，是臨床常見病之一。

驗方一

【**藥物組成**】川芎（酒炒）60克　葛根30克　全當歸60克丹參30克　地龍15克　蜈蚣3條　杭白菊21克　熟地黃20克蔓荊子15克　天麻15克　羌活12克　紅花60克　桃仁18克獨活12克　竹茹12克　陳皮8克

【**適應證**】腦血管硬化、阻塞，頭疼，頭暈，腦血栓形成。舌苔淡質紫，脈弦細澀。

【**製用方法**】上藥水煎內服，1日3次，1日1劑。

驗方二

【**藥物組成**】炒杜仲30克 紅花30克 炒川芎30克 杭白菊15克 杭白芍15克 懷牛膝60克 熟地黃25克 酒炒地龍15克 全當歸21克 枸杞子21克 山萸肉21克 丹參30克 天麻18克 黃精24克 黃蓍120克 益母草26克 毛冬青20克 豨薟草16克

【**適應證**】腦血管硬化、阻塞，頭疼，頭暈，腦血栓形成伴高血壓、心腦病。

【**製用方法**】上藥水煎內服，1日3次。

驗方三

【**藥物組成**】炒杜仲30克 懷牛膝30克 明天麻21克 熟地黃21克 枸杞子15克 山萸肉15克 丹參21克 桑寄生18克 續斷18克 葛根18克 千年健21克 羌活12克 杭白菊10克 杭白芍15克 透骨草15克 雞血藤18克 紅花15克 一枝蒿1克 薑黃15克 川芎25克 酒炒地龍30克 石仙桃15克

【**適應證**】腦血管硬化、阻塞，頭疼，頭暈，腦血栓形成、高血壓、心腦病等伴頸椎病，尤其是頸椎增生之雙手麻木不仁。

【**製用方法**】上藥水煎內服，1日3次。

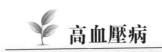

高血壓病

西醫稱為的高血壓病屬於中醫的頭痛、眩暈、耳鳴、

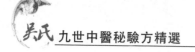

腦鳴、頭風、中風、麻木不仁等病的範疇，已經是臨床常見的疾病之一，對人體的健康危害極大，治療辣手，西醫無法根治。

我們經過60年兩代人的研究，經大量臨床實踐，觀察總結，我們認為高血壓病是屬於陰陽五行失調，氣血兩虛而致，其原理是：

高壓高而低壓不高者為氣虛；低壓高而高壓不高者為血虛；高壓和低壓都高者為氣血兩虛。故而我們治療高血壓的理論是：「一切高血壓皆因虛中起」。

臨床經5000餘例高血壓患者驗證，證明我們的理論是正確的！並認為高血壓病可以徹底、完全治癒！不是西醫所說的「終身疾病」，也不必「終身服藥」！

驗方一

【藥物組成】夏枯草30克　魚腥草30克　生地30克　雞矢藤30克　生白附子15克　鬼針草30克　冰片30克

【適應證】高血壓病。

【製用方法】共搗如泥，加醋和勻，外貼雙足湧泉穴。

驗方二

【藥物組成】大薊30克　黃柏30克　小薊30克　大棗30克白糖30克　紅糖30克　杭白菊50克

【適應證】高血壓病。

【製用方法】水煎內服，1日3～6次或當茶飲。

驗方三

【**藥物組成**】花生仁1000克　芹菜根500克

【**適應證**】高血壓病。

【**製用方法**】以醋浸泡15天，吃花生仁，每次3～10粒，1日3～5次。用純麻油拌芹菜根食之。

驗方四

【**藥物組成**】天麻15克　鉤丁30克　地龍10克　懷菊花10克　懷牛膝30克　生地30克　玄參30克　鬼針草60克　薄荷10克　桑葉15克　決明子18克　雞矢藤12克　大棗60克

【**適應證**】高血壓病。症見口乾頭暈，頭沉重，頭痛頭脹。舌苔黃，脈浮數。

【**製用方法**】水煎內服，1日3～5次，1日1劑。

驗方五

【**藥物組成**】毛冬青21克　金銀花21克　地龍21克　菊花21克　桑葉21克　白朮6克　白芍6克　白木耳30克　黑木耳30克　冰糖30克　紅糖30克　大棗30克　西紅花5克　枸杞子18克

【**適應證**】高血壓伴腦血管硬化。

【**製用方法**】上藥水煎內服，1日3次，1日1劑。

驗方六

【**藥物組成**】忍冬藤30克　絡石藤30克　雞血藤30克　雞矢藤30克　蜈蚣3條　全蠍8克　僵蠶15克　地龍12克　白

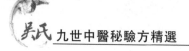

木耳18克　金錢白花蛇1條　土鱉蟲8克　當歸21克　川芎30克
茺蔚子30克　威靈仙30克　大棗60克　龍眼肉18克

【適應證】高血壓伴心腦血管病。症見頭痛頭脹，眩暈，四肢麻木等症。

【製用方法】上藥水煎內服，1日3次，1日1劑。

驗方七

【藥物組成】二丑。

【適應證】高血壓。

【用法】外貼雙耳後降壓溝，每天壓按數次。

驗方八

【方名】吳氏定眩湯

【藥物組成】杜仲30克　黃精10克　豨薟草60克　懷牛膝20克　川牛膝20克　紅花15克　地龍15克　山慈姑10克　毛冬青30克　夏枯草20克　夜交藤20克　鉤藤30克　僵蠶15克　石決明30克　鬼針草60克　絞股藍15克　沙棘果10克　頭髮七15克　藥王茶30克　太白茶5克

【加減變化】高壓高者加五味子10克、人參15克、黃蓍60克、黨參30克；低壓高者加製何首烏15克、枸杞子10克、桑葚子30克、熟地黃30克；高壓和低壓都高者加人參20克、黃蓍120克、熟地黃60克、枸杞子15克、女貞子10克、天麻30克、紫河車（研末沖服）10克；

失眠健忘、耳鳴腦鳴者加龍眼肉15克、女貞子15克、旱蓮草15克、製龜板30克、炒酸棗仁60克、茯神30

克、枸杞子10克、人參10克、燈芯6克；各種心臟病、心悸心慌、胸悶氣短、失眠者加人參20克、當歸10克、三七（研末沖服）12克、炒酸棗仁120克、炒柏子仁30克、朱茯神30克、製水蛭（研末沖服）15克、丹參60克、製遠志15克、沙棘果30克、麥冬30克；頭痛、腦血管阻塞、腦血管硬化、腦栓塞者加紅花30克、丹參60克，土鱉蟲10克、三七（研末沖服）12克、細辛10克、炒川芎60克、葛根20克；

　　四肢麻木，已經發生過中風者加製白附子10克、膽南星10克、薑半夏10克、陳皮10克、全蠍15克、製黑附子60克、烏梢蛇30克、白花蛇（研末沖服）3條、紅花60克、天麻20克、黃蓍120克；

　　飲食不佳者加焦三仙各20克、砂仁20克、陳皮10克、茯苓10克、白朮10克。

【適應證】一切高血壓。

【製用方法】上藥水煎內服，1日3次，1日1劑。

 # 低血壓病

【藥物組成】人參6克　川芎30克　甘草10克　桂枝30克
肉桂30克　黃蓍3克

【適應證】低血壓。症見頭痛頭暈，乏力疲憊。

【製用方法】上藥水煎內服，1日3次，1日1劑。

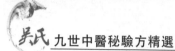

血栓閉塞性脈管炎

驗方一

方（1）　內服方：

【藥物組成】丹參30克　雞血藤30克　桑寄生30克　三七（研末沖服）10克　當歸15克　生地15克　酒白芍15克　肉桂3克　製黑附片15克　製乳香(後下)9克　製沒藥(後下)9克　川芎9克　桃仁9克　茜草9克　炙甘草各9克　地龍15克　敗醬草30克　紅花30克　牛膝15克　忍冬藤30克

【適應證】血栓閉塞性脈管炎（脫骨疽），症見寒傷肢絡，脈管閉阻，足膝腫脹，疼痛，皮膚光亮而色紫黯，足背動脈不能觸及，舌質胖嫩色黯，苔薄白，脈細微。

【製用方法】上藥水煎內服，1日3次。

方（2）　外洗方：

【藥物組成】忍冬藤120克　豨薟草60克　蔥30克　白酒30毫升　醋30毫升　川芎8克　艾葉20克　羌活9克　獨活9克　水蛭9克　虻蟲9克　紅花19克　赤芍60克　桃仁18克　土鱉蟲12克

【製用方法】上藥水煎薰洗，每日3次。

驗方二

【藥物組成】地龍18克　玄參30克　石斛18克　當歸18克　透骨草18克　敗醬草18克　赤芍30克　紅花15克　生地20克　金銀花30克　連翹20克　蒲公英20克　紫花地丁20克　生黃

薈35克　牛膝10克　甘草6克

【適應證】脈管炎導致患肢疼痛或灼痛，晝輕夜重，活動受限；局部黯紅腫或現瘀血斑點，甚則肢端焦黑壞死或潰爛膿水惡臭，端坐抱膝。舌質紅絳，苔黃燥，寸口脈沉細數，患肢脈搏消失，證屬陰虛血瘀熱毒型。

【製用方法】上藥水煎內服，每日1劑，每天3次。

【加減變化】發熱便秘加生大黃、火麻仁、鬱李仁；肢端腫脹甚加赤小豆、薏苡仁、茯苓；熱毒明顯加野菊花、黃連。

驗方三

【藥物組成】乾薑10克　製黑附子10克　肉桂10克　巴戟肉10克　補骨脂10克　骨碎補10克　牛膝10克　仙靈脾10克　黃薈30克　雞血藤30克　黨參24克　當歸尾18克　地龍18克　全蠍10克　紅蘇木18克　赤芍12克　細辛3克　白芥子15克　延胡索15克

【適應證】患肢發冷，酸痛麻木，皮膚蒼白，時有抽搐劇痛，間歇跛行，甚則肌肉萎縮，汗毛稀疏脫落，指（趾）甲增厚，粗糙脆硬，足背動脈、脛後動脈搏動減弱或消失，舌淡苔薄白，脈沉細或遲無力。

【製用方法】上藥水煎內服，1日3次。

驗方四

【藥物組成】紅蓖麻子（去殼用仁）120克　散血丹60克　松香12克　冰片20克　枯礬30克　血竭12克　川連15克　孩

兒茶 12克　雄黃 12克　老象皮（煨）12克　紫草 12克　輕粉 24克　銀朱 9克　樟腦 9克　白芨 10克　馬錢子 9克　麝香 3克　朱砂 4克　珍珠 3克

【適應證】脈管炎（脫疽）。

【製用方法】上藥共研細末，香油調勻，塗患處。

帕金森氏症

驗方一

【藥物組成】珍珠母（搗碎，先煎）30克　雞血藤 30克　生龜板 30克　西洋參 20克　人參 10克　一枝蒿 3克　生龍骨（搗碎，先煎）25克　懷牛膝 20克　生地黃 25克　鉤藤（後下）25克　製白附子 10克　山萸肉 20克　天麻 15克　澤瀉（去皮、鹽炒）12克　山藥 24克　枸杞子 24克　桑葚子 24克　丹皮 12克　全當歸 12克　防風 12克　製何首烏 15克　白芍 15克　桑寄生 15克　桑枝 20克

【適應證】震顫麻痺（帕金森氏症）。症見進行性運動徐緩、肌強直及震顫，神情遲鈍，步態蹣跚、四肢震顫，肢體酸痛，健忘多夢，大便秘結，尿黃，舌苔少色紅，質淡，脈細弦無力。

【製用方法】上藥水煎內服，2日1劑，每天3次，溫服。

驗方二

【藥物組成】天麻 30克　製龜板 30克　黃精 30克　鉤藤 12克　酒炒白芍 12克　鹽炒杜仲 12克　丹參 12克　懷牛膝 12克

桑寄生 12 克　枸杞子 12 克　石決明(先煎)36 克　熟地黃 36 克製
何首烏 30 克　製白附子 30 克　製黑附子 60 克　黑螞蟻（研末沖
服）9 克　山茱萸 60 克　肉蓯蓉 20 克　冬蟲夏草(研末沖服)10 克

【適應證】肝腎不足，虛風內動，進行性肢體震顫，
頭眩而昏，耳鳴大便乾秘，舌苔薄，脈弦細。

【製用方法】上藥水煎內服，1 日 3 次，2 日 1 劑。

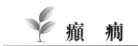

癲　癇

癲癇，俗稱「羊癲瘋」，但「癲」和「癇」是兩個不
同的病證，臨床辨證和治療不能混為一談。癲病以沉默癡
呆，語無倫次，靜兒多喜為特徵；癇病以猝然暈倒，不省
人事，手足抽搐，兩目上視，口吐涎沫，或發出如豬羊的
叫聲，醒後起居如常，時發時止，發無定時。癲和癇雖然各
有區別，但是在病因病機上相互影響，而且都有七情內傷、
陰陽失調、痰氣上擾、氣血凝滯等因素，故而合一論治。

驗方一

【藥物組成】藏紅花 15 克　桃仁 15 克　杭白菊 15 克　白
蒺藜（去刺，微炒）15 克　天麻 12 克　黃芩 9 克　竹茹 6 克　薑
川黃連 4 克　丹皮 6 克　懷牛膝 20 克　龍膽草（酒炒）20 克　生
石決明(搗碎先煎)20 克　鉤藤 26 克　生地 26 克　桑枝 26 克　石
菖蒲 26 克　生杜仲 26 克　全蠍 26 克　酒炒白芍 26 克　生側柏
葉 26 克　黃牛虱 20 克　代赭石 16 克　麝香 2 克　羚羊角粉 15 克
朱茯神 60 克

【適應證】癲癇。症見抽風、頭風、半身麻木。

【製用方法】上藥共研細末，煉蜜為丸，每丸重5克，每服1～2丸，1天3次。

驗方二

【藥物組成】麝香3克　製天南星6克　膽南星30克　丹參45克　茯苓45克　製香附子45克　木香45克　鬱金45克　葛根45克　白胡椒（7歲內兒童不用）18克　白礬18克　朱砂18克　牛黃5克　製首烏25克　天竺黃15克　牛虱20克　天麻12克

【適應證】腦膜炎，高熱後遺症及情志刺激引起之癲癇，先天遺傳性癲癇。

【製用方法】上藥共研細末，每日吞服2～3次，7歲內每次1克，16歲以上每次5克，26歲以上每次7克。

【禁忌】忌濃茶、菸酒、咖啡、白蘿蔔、茄子、生冷及情志刺激，預防感冒。

驗方三

【藥物組成】益智仁15克　黃牛虱(研末沖服)3克　茯神(朱砂拌)15克　炙甘草9克　石菖蒲10克　遠志肉9克　淮小麥30克　炒棗仁20克　酒白芍16克　全當歸16克　枸杞子16克　丹參26克　天麻12克　鬱金30克　夜交藤30克　清半夏6克

【適應證】癲癇、癔病、更年期綜合徵、不寐證、健忘。

【製用方法】上藥冷水適量浸泡50分鐘，煎沸後小火煎30分鐘，取汁300毫升，溫服，每日1劑，早、中、晚各服1次。

【加減變化】心腎不交之虛煩失眠，加肉桂、黃連、琥珀、淫羊藿；癇證目睛上吊加草決明、珍珠母、鉤藤、杭白菊；手足抽搐加丹皮、全蠍、鉤藤、白花蛇；神昏厥逆加天竺黃、製膽星；肝陽上亢眩暈加夏枯草、生石決明；心虛胸悶心悸加龍齒、甘松；氣虛加黃耆、黨參；陰虛加生地、沙參；痰多痰黃加川貝母。

驗方四

【藥物組成】川黃連6克　黃牛虱（研末沖服）3克　薑旱半夏10克　天麻12克　竹茹10克　去白陳皮9克　竹瀝10克　炒枳實9克　茯苓24克　珍珠母60克　琥珀（研末沖服）6克　追風藤60克

【適應證】癇病、癔病、更年期綜合徵、不寐和各型精神病及異常證。膽虛痰熱壅阻，上擾神明，焦慮幻想，驚悸夜遊，虛煩不得眠；或酒毒攻心，口苦，嘔噦頻作，胸中嘈雜灼熱，水穀不進者。

【製用方法】上藥水煎服，每日1劑，1天3次。

【加減變化】陰虛唇舌乾燥加大生地、玄參、麥冬、天花粉；手足心熱甚加胡黃連、丹皮、地骨皮；胃納不振嘔吐甚者加佩蘭、砂仁、生穀芽、生麥芽；婦女月經不調加川芎、鬱金、白芍、香附子、當歸；頭痛頭暈，血壓高者加牛膝、石決明、鉤藤、鬼針草。

驗方五

【藥物組成】生石膏350克　黃牛虱（研末沖服）6克　大

玄參 650 克　白芥子（去皮）210 克　清水半夏 210 克　僵蠶 75 克
知母 75 克　甘草 75 克　人參 75 克　天竺黃 30 克　麥冬 350 克
生龍齒 150 克　淡竹葉 50 克　黃連 50 克。

先以小米 300 克，煮湯，去米加入上藥煎之，待患者欲飲水時，即給其飲之，飲後必睡。再以玄參 750 克、麥冬 350 克，煎湯，待患者醒時即給其飲之，飲後必睡；醒後又將前渣煎服之。如此反覆 3 次。最後以熟地黃 175 克、麥冬 175 克、玄參 350 克、山茱萸 75 克、蓮子鬚 35 克，煎服收功。

【適應證】癲狂。喜怒失常，打罵不休，舌紅苔黃，脈洪數，面目紅腫。

【製用方法】水煎內服，一日數次或當茶飲。

驗方六

【方名】吳氏癲癇丸。

【藥物組成】三砂 75 克　黃牛虱 30 克　朱茯神 125 克　乳香 25 克　人參 25 克　製白附子 15 克　山藥 25 克　川黃連 25 克　防風 25 克　膽南星 45 克　遠志肉 25 克　紫石英 25 克　白朮 35 克　五味子 25 克　虎腦髓 25 克　龍齒 35 克　珍珠 20 克　細辛 25 克　丹參 25 克　石菖蒲 25 克　當歸身 35 克　酸棗仁 85 克　麥冬 85 克　白芥子 35 克　炒柏子仁 35 克　陳皮 15 克　天花粉 15 克　生地 35 克　熟地 35 克　薄荷 18 克　山萸肉 250 克　清半夏 15 克　天竺黃 15 克

【適應證】新舊一切癲癇。

【製用方法】上藥共研細末，以蛇膽汁、豬心血合為

丸，每丸重6克，每天服2～3次，每次1～2丸，14歲以下
服半丸或1丸，以生薑3片，陳皮5克，煎汁送服，特效。
（本法非良賢醫者不可得之）。

驗方七

【藥物組成】人參30克　山藥15克　黃牛虱（研末沖服）
3克　茯神15克　麥冬18克　當歸身15克　白芍10克　石蓮肉
20克　遠志肉15克　炒酸棗仁25克　芡實12克　蓮子鬚18克
茯苓10克　薑黃柏6克　炙甘草6克　炙黃蓍20克　川芎9克
半夏9克　五味子20克　炒柏子仁12克　肉桂3克

【適應證】癲病日久，心血虧虛，心神失養，血少氣
衰，脾失健運，症見神思恍惚，魂夢顛倒，心悸易驚，善
悲欲哭，肢體困乏，飲食減少，舌淡，脈細無力。

【製用方法】上藥水煎內服，1日3次。

【加減變化】脘腹脹滿納呆，加砂仁、陳皮、焦三仙；
痰多重用半夏，另加製天南星；失眠者加龍齒、龍眼肉。

驗方八

【藥物組成】天麻15克　黃牛虱（研末沖服）3克　鉤藤
30克（後下）　浙貝母12克　蜈蚣3條　半夏12克　製天南星9克
陳皮9克(去白)　茯苓10克　茯神15克　丹參18克　麥冬12克石
菖蒲21克　遠志18克(甘草水浸泡)　全蠍12克(另包研末沖服)
僵蠶30克　琥珀15克（另包研末沖服）　朱砂6克（另包沖服）
竹瀝12克　薑汁（或生薑）8克　甘草6克　鬱金60克

【適應證】突然跌仆，神志不清，四肢抽搐，口吐涎

沫，或有尖叫與二便失禁，也可僅有短暫神志不清，而無抽搐，舌苔白膩，脈弦數滑。

【製用方法】上藥水煎內服，1日3～5次。

驗方九

【藥物組成】柴胡12克　黃牛虱（研末沖服）3克　龍膽草15克　半夏12克　瓜蔞仁12克　澤瀉9克　茯苓9克　陳皮9克　車前子15克　製天南星9克　木通8克　天麻18克　生地18克　細辛6克　當歸尾21克　枳殼9克　梔子9克　黃芩9克　黃連15克　甘草6克　桔梗21克　石決明30克　鉤藤30克　鬱金30克　鮮竹瀝15克　地龍15克

【適應證】發作時昏仆，抽搐，吐涎，或有吼叫。平時性急煩躁，失眠，口苦，便秘，舌紅黃膩，脈弦滑數。

【製用方法】上藥水煎內服，1日3次。

【加減變化】大便秘結者加生大黃；嘔吐不適加香薷、砂仁、代赭石、旋覆花。

驗方十

【藥物組成】熟地30克　黃牛虱（研末沖服）3克　龍骨30克　山藥30克　牡蠣30克　枸杞子20克　炙甘草10克　茯苓50克　山茱萸20克　龍齒60克

【適應證】癇病發作日久，腰膝酸軟，頭暈耳鳴，記憶力減退，睡眠不寧，心煩夢遺，舌紅苔少，脈細數。

【製用方法】上藥水煎內服，1日3次。

【加減變化】心中煩熱加焦山梔、蓮鬚；大便乾燥加

玄參、火麻仁；頭暈加製首烏。

驗方十一

【**藥物組成**】人參30克　黃牛虱（研末沖服）3克　炒白朮18克　茯苓18克　炙甘草10克　清半夏20克　陳皮12克　菖蒲15克　遠志肉20克（朱砂水浸拌，陰乾）　膽星9克　僵蠶18克　砂仁9克

【**適應證**】癇病發作日久，神疲乏力，眩暈時作，食慾不佳，腹脹便溏，脘痞泛惡，面色不華，舌淡而胖，脈濡弱。

【**製用方法**】上藥水煎內服，1日3次。

驗方十二

方（1）

【**藥物組成**】雷丸15克　檳榔25克　法半夏9克　枳實9克　竹茹9克　茯苓15克　陳皮7克　磁石6克　朱砂（沖服）6克　甘草3克　蜈蚣5條

【**適應證**】腦囊蟲病，伴引發生癲癇。

【**製用方法**】水煎內服，1日3次。

注：配合服用方（2）的藥丸。

方（2）

【**藥物組成**】檳榔120克　雷丸60克　黃牛虱30克　乾漆30克（炒去油）　鬱金25克　白芥子20克　枯礬30克　蜈蚣6條　壁虎20克

【**製用方法**】上藥共研細末，煉蜜為丸，每丸9克重，早晚各服1丸。

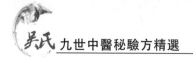

精神抑鬱症

精神抑鬱症是中醫的鬱證、癲狂、癇證的範疇。西醫無法根治，而且久服西藥對人身體危害極大。鬱證多因長期情志不舒，氣機鬱滯而引起的病證。

以心緒不寧、情志失常為主要特徵，是由於七情所傷，導致肝失疏泄、脾失健運、心神失常、氣血失調所致的一種疾病。

驗方一

【方名】吳氏安神定魂丸

【藥物組成】朱砂65克（一半入藥，一半留為做衣用）　黃連30克　益智仁50克（鹽水炒去殼）　茯神120克　遠志肉100克　乳霜55克　酸棗仁65克（炒）　人參50克　柏子仁50克（炒去油）　生地黃100克　麥冬400克　石菖蒲100克　金刷把90克　燈芯50克　全當歸100克　熟地黃100克　天門冬100克　龍眼肉85克　熊膽汁50克　金箔30克　鬱金500克　明礬150克

【適應證】心腎不交，心神虛而不寧，驚悸恐怖，怔忡恍惚，失眠健忘，勞傷吐血，大驗。

【製用方法】上藥共研細末，煉蜜為丸，以朱砂、金箔為丸衣，每丸重9克，每次服1丸，每天3次，以黃酒送服。

【療效】特注：本方為祖上七代應用方，療效神奇，天下無雙。

驗方二

【藥物組成】遠志肉 15 克　菖蒲 15 克　龍齒 30 克　鬱金 60 克　半夏 12 克　茯苓 12 克　陳皮（去白皮）10 克　甘草 6 克 生薑 3 片　膽南星 9 克　枳實 9 克　木香 9 克　香附子 18 克　白 芥子 10 克　澤漆 6 克

【適應證】思慮太過，所遇不遂，肝氣被鬱，脾氣不 升，升鬱痰結，阻蔽神明。症見精神抑鬱，表情淡漠，神 志呆癡，語無倫次或喃喃自語，喜怒無常，不思飲食，舌 苔膩，脈弦滑。

【製用方法】上藥水煎內服，1 日 3 次，空腹溫服。

 ## 精神分裂症

西醫的精神分裂症是中醫的癲狂、癇證、鬱證等病的 範疇。

驗方：吳氏定神湯

【藥物組成】生大黃 9 克　牛黃 6 克（另包研末沖服）　青 礞石 30 克　海浮石 50 克　製天南星 6 克　辰砂 3 克（另包研沖 服）　鉤藤 30 克（後下）　黃芩 15 克　沉香 6 克　連翹 12 克　石 菖蒲 12 克　玄參 24 克　丹參 18 克　生鐵落 30 克　貝母 12 克 茯神 24 克　麥冬 20 克　茯苓 15 克　天冬 12 克　化紅 9 克　龍膽 草 9 克　黃連 12 克　鬱金 60 克　犀角 6 克　香附子 30 克　金刷 把 20 克　燈芯 10 克

【適應證】發病急，狂躁易怒，妄作妄動，叫罵不休，

毀物毆人，頭痛失眠，面紅耳赤，大便秘結，舌質紅，苔黃膩，脈弦滑數有力，病因係肝火爆動，陽明痰熱，上擾神明，蒙蔽心竅。

【製用方法】上藥水煎內服，1日3次，空腹溫服。

【禁忌】禁食一切肉類，辛燥品。

 # 神經官能症

西醫的神經官能症是中醫的癲狂、癇證、鬱證、心悸、怔忡的範疇。

驗方一

【藥物組成】桃仁15克　紅花15克　當歸10克　生地黃10克　川芎9克　赤芍9克　大黃9克（後下）　桂枝9克　甘草6克　芒硝9克（另化服）　牛膝15克　桔梗15克　鬱金30克　龍齒60克　香附子60克　柴胡9克　枳殼12克

【適應證】胸中憋悶，精神不寧，時而言語不休，時而沉默寡言，甚則終日亂罵，狂躁不安，小腹脹滿堅硬，舌質紅紫或瘀暗，脈沉有力。

【製用方法】上藥水煎內服，1日3次。

驗方二

【藥物組成】茯神60克　大生地（鮮品佳）30克　麥冬30克　茯苓10克　炒酸棗仁25克　甘草6克　玄參20克　黃連10克　木通6克　淡竹葉30克　水燈草60克　龍齒60克

【適應證】多言善驚，精神疲憊，時而煩躁，形瘦面紅，舌質紅，脈細數，其因虛火內擾，神明不能自主。

【製用方法】上藥水煎內服，1日3次。

驗方三

【藥物組成】黨參15克　焦酸棗仁20克　炒杭白芍15克　薏苡仁（炒）25克　石蓮肉20克　炙甘草7.5克　白朮（土炒）15克　遠志肉15克　炒杜仲20克　廣砂（炒）7.5克　穀芽（炒）15克　茯神25克　當歸身（土炒）15克　龍齒30克　龍眼肉10克　陳皮10克　沙苑蒺藜15克　山藥（炒）20克

【適應證】心悸怔忡，失眠多夢，心神不寧。

【製用方法】上藥水煎服，1日5次，每天1劑。本方可研細末，用大棗煎湯，合神麴為丸，朱砂為衣，如黃豆大，每服5～10丸，白開水送服，1日3次。

驗方四

【藥物組成】龍齒（煆、搗碎）15克　蓮子心10克　麥冬5克　石菖蒲5克

【適應證】神經官能症。

【製用方法】上藥水煎服，當茶頻飲。

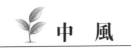

中　風

驗方一（中風急救方）

【藥物組成】豬牙皂120克（去皮弦，以好明礬75克　布包，

同豬牙皂煮化去明礬再煮令乾，取出曬乾為極細末） 遼細辛35克（去土葉研極細末） 麝香5克 牛黃5克 羚羊角15克（研極細末） 製南星25克（研極細末）

【適應證】主治口噤不開，大小便失禁，不省人事，口吐痰涎，中風初起急救。

【製用方法】上藥合勻密封備用，先取少許粉末吹入鼻內；再取少許用蜜湯調服。或擦在口內、牙齒上，直至口開吐痰為止。最後取荊芥、薄荷各500克（新產乾品），將藥粉撒在荊芥和薄荷上，點燃，令患者吸菸。

驗方二

【藥物組成】南星10克（濕皮紙包5層） 薑半夏10克 木香10克 蒼朮7克 遼細辛5克 石菖蒲7克 甘草5克 辰砂3克（另包，研末沖服） 荊芥8克 全蠍5克 製白附子9克 黃連3克 生薑7片（去皮）

【適應證】中風初起。

【製用方法】上藥水煎內服，1日數次。

【加減變化】氣虛加人參50克。

驗方三

【藥物組成】皂角350克（去皮為末） 麝香5克 細辛15克

【適應證】中風後口眼喎斜。

【製用方法】共研細末，以3年陳醋和之。右斜塗左，左斜塗右，乾後再塗，反覆循環。

驗方四

【**藥物組成**】秦艽30克　生石膏20克　川芎10克　全當歸18克　甘草5克　羌活15克　獨活15克　防風12克　黃芩9克　白芍15克　白芷12克　白朮12克　生地18克　熟地18克　鬼針草60克　茯苓12克　細辛5克

【**適應證**】手足麻木、肌膚不仁，或突然口眼喎斜，語言不利，口角流涎，甚則半身不遂，或兼惡寒發熱，身痛拘急，血壓高等。舌苔薄白，脈浮弦或弦細。

【**製用方法**】上藥水煎內服，1日3次。

【**加減變化**】無內熱去黃芩、石膏；嘔逆痰盛去生地，加薑半夏、膽南星，四肢抽搐甚加全蠍。

驗方五

【**藥物組成**】天冬9克　懷牛膝50克　生赭石30克　天麻20克　生龍骨30克　生牡蠣30克　生龜板18克　生杭芍18克　鉤藤21克　玄參16克　炒川楝子10克　鬼針草90克　生麥芽10克　茵陳10克　杭白菊15克　生甘草10克

【**適應證**】平時頭痛眩暈，面紅耳鳴，持續血壓高。突然發生口眼喎斜，舌強言謇，半身不遂，舌質紅或苔黃，脈弦滑或弦細而數。

【**製用方法**】上藥水煎內服，1日3次。

【**加減變化**】內熱痰多加膽南星、竹瀝、浙貝母；頭痛嚴重加石決明、夏枯草。

驗方六

【藥物組成】羚羊角12克（另包研末沖服）鉤藤21克（後下） 羌活10克 僵蠶12克 玄參20克 天竺黃10克 車前子15克 山梔仁10克 黃芩9克 瓜蔞仁12克 杭白菊18克胡黃連10克 細辛3克 水燈草30克 淡竹葉10克

【適應證】突然昏仆，不省人事，牙關緊閉，口噤不開，兩手握固，大小便閉，肢體強痙，此病為陰陽閉。陽閉症見面赤氣粗，口臭身熱，脈數等。

【製用方法】上藥水煎內服，以藥汁沖服至寶丹。

【附錄】至寶丹方：生烏犀屑、生玳瑁屑、琥珀、朱砂、雄黃、龍腦、麝香、牛黃、安息香、金箔、銀箔。

陰閉：症見面白唇紫，靜而不煩，肢冷痰盛。方用：清半夏30克、膽南星9克、陳皮9克、枳實12克、茯苓12克、人參18克、石菖蒲21克、竹茹10克、生薑6克、大棗3枚。上藥水煎取汁沖服蘇合香丸。

【附錄】蘇合香九方：白朮、青木香、烏犀屑、香附子、朱砂、訶子、白檀香、安息香、沉香、麝香、丁香、蓽撥、龍腦、蘇合香、香油、薰陸香。

驗方七

【藥物組成】人參100克 附子90克（先煎30分鐘，去沫）龍骨30克 牡蠣30克 細辛10克

【適應證】突然昏仆，不省人事，牙關緊閉，目合口開，鼻鼾息微，手撒肢冷，汗多不止。二便自遺，肢體軟癱，舌痿，脈微欲絕。此為中風虛脫。

【製用方法】水煎內服，1日數次。

【加減變化】足冷面赤加地黃（重用）、麥冬、石菖蒲。口噤不開，先以中風急救方用之。

驗方八

【方名】吳氏偏癱復原丸。

【藥物組成】白蒺藜（炒黃去刺）500克　背陰草（酒醋各半，浸炒至黃）750克　黃耆1500克　當歸尾（酒炒）500克　桃仁350克　赤芍350克　藏紅花150克　太白茶150克　川芎350克　細辛150克　製水蛭100克　全蠍100克　地龍（酒炒）300克

【適應證】中風後遺症，半身不遂，特效。

【製用方法】上藥共研細末，煉蜜為丸，每丸重12克，日服3次，每次1丸。

【加減變化】語言不利、口流涎水者，以石菖蒲30克、遠志肉15克，煎水服丸；

上肢偏廢者，以桑枝60克、桂枝18克、薑黃15克，煎水服丸；下肢偏廢者，以牛膝30克、川續斷60克，煎水服丸；上下肢均為偏廢者，以上下肢偏廢藥同用，另加絲瓜絡30克、威靈仙15克；

患側僵硬拘攣，兼見頭痛頭暈，血壓高，面赤耳鳴、舌紅苔黃、脈弦數者，以天麻18克、鉤藤21克、鬼針草30克、夏枯草15克、白芍18克、石決明30克、杭白菊15克、桑葉15克，煎水服丸；

舌強言謇，喉中有痰，肢體麻木，脈象弦滑者，以製白附子12克（先煎40分鐘，去白沫）、遠志肉12克、天

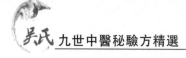
麻12克、製南星9克、全蠍10克、石菖蒲18克、海浮石50克，煎水服丸；

音喑失語（口吃）、腰膝酸軟、心悸氣短、脈沉微者，以生地黃60克、五味子16克、茯苓18克、麥冬30克、山茱萸18克、遠志10克，煎水服丸；

口眼喎斜，舌根僵硬、手足重滯，脈象弦滑者，以製白附子10克、僵蠶18克、全蠍10克，煎水服丸。

男女半身不遂藥引秘訣：凡中風後無其他明顯症狀者，男人右偏癱，女人左偏癱，以白朮45克、人參32克、半夏12克、茯苓24克、炙甘草6克、製黑附子9克、陳皮6克，煎水服丸。

男人左偏癱，女人右偏癱者，以熟地黃150克、白芍65克、柴胡6克、花粉24克，煎水服丸。

系統性紅斑狼瘡

驗方一

【藥物組成】生地黃12克 熟地黃12克 白芍9克 枸杞子12克 山茱萸15克 薏苡仁10克 雷公藤8克 焦山楂10克 玄參12克 麥冬12克 桂枝8克 全當歸18克 牛膝15克 製何首烏15克 草河車18克 無花果20克 白花蛇舌草30克 龍眼肉9克 黃精13克 黨參20克 黃連6克 金銀花15克 冬蟲夏草（研末沖服）9克 大棗10克 全蠍10克 白花蛇（研末沖服）3克

【適應證】紅斑狼瘡。

【製用方法】上藥水煎內服，1日3次。

【禁忌】禁食一切辛燥食物。本方具有特效，非良賢者不傳！

驗方二

【藥物組成】炙甘草30克　雷公藤10克　大棗10枚　靈芝5克　太白茶5克

【適應證】紅斑狼瘡。

【製用方法】上藥水煎內服，1日3次。

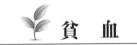

貧　血

驗方一

【藥物組成】豆腐500克　大紅棗50枚　白木耳10克　黑木耳10克　紅砂糖50克　白砂糖50克　紅人參50克

【適應證】再障性貧血及其併發症、綜合徵。症見貧血，白血細胞減少，感染性發熱，潮熱盜汗，面晦暗無華，唇色黯黑，心悸頭暈，耳鳴，四肢乏力，食慾不振，脈細弱無力等。

【製用方法】先將豆腐切成小塊，與其他藥合勻，入鐵或銅鍋內（不可用鋁鍋）加入水適量，小火煮熬約45分鐘，喝湯，將豆腐、大棗、人參一同食之，分3次，每日如此進行1次，連續1～3個月。

驗方二

【藥物組成】炒白朮炒山藥各18克　紅人參30克　炙黃

蓍21克　龜膠（兌服）12克　鹿角膠（兌服）12克　雞血藤20克
大棗3枚　生薑1片

【適應證】再障性貧血及其併發症。

【製用方法】上藥水煎內服，1日3次，每日1劑。

驗方三

【藥物組成】二色補血草50克　紅人參50克　紅白二元
30克　無花果30克　太白茶10克　大棗5枚

【適應證】各種原因引起的貧血、再障性貧血及其併
發症。

【製用方法】上藥煎汁當茶飲。量不限。

驗方四

【方名】吳氏救命丹。

【藥物組成】紫河車180克　紅人參250克　炒白朮80克
炒山藥150克　補血草350克　龜膠150克　鹿角膠150克　枸杞
子240克　山茱萸240克　全當歸500克　製女貞子160克　肉
蓯蓉（酒蒸）150克　黃蓍500克　肉桂80克　白蔻120克　陳皮
60克　海馬180克　冬蟲夏草50克　製何首烏350克　黃精250克
太白人參250克

【適應證】一切貧血、虛勞、白細胞減少等症，具有
特效。

【製用方法】上藥共研細末，煉蜜為丸，每丸重15克，
每次1丸，1日3次。

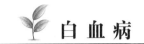

白血病

驗方一

【**藥物組成**】生狼毒10克　羚羊角（研末沖服）10克　當歸12克　蘆薈12克　黃連20克　丹參10克　牡丹皮18克　鮮地骨皮18克　金銀花60克　生黃蓍30克　梔子仁15克　板藍根50克　蒲公英30克　浙貝母12克　白花蛇舌草30克　連翹60克　大玄參60克　花粉30克　生石膏120克

【**適應證**】實熱火旺，內燥生熱，高燒不退，大便秘結，全身淺表淋巴結腫大，痰瘀交結急性粒細胞白血病。

【**製用方法**】上藥水煎內服，1日3次。

驗方二

【**藥物組成**】紫參60克　夏枯草30克　魚腥草30克　油柑葉15克　鳳尾草60克　野黃連30克　板藍根60克　生黃蓍30克　白花蛇舌草30克　大生地45克　大玄參45克　三尖杉15克

【**適應證**】各種急性白血病及併發症、綜合徵。

【**製用方法**】上藥水煎內服，1日3次。

驗方三

【**藥物組成**】生大黃12克　製馬錢子2克　大青葉30克甘草6克　七葉一枝花25克　山豆根10克　射干7克　茜草15克當歸9克　黨參9克　黃蓍30克　鳳尾草21克　牛黃粉2克（另研沖服）　天冬60克　三尖杉10克　白花蛇舌草30克

【適應證】急性粒細胞白血病。

【製用方法】上藥水煎內服，1日3次。

驗方四

【藥物組成】紫參18克　黃蓍50克　全當歸9克　牡丹皮9克　蘇木9克　人參17克　生龜板17克　生鱉甲20克　草決明15克　石決明17克　地骨皮12克　生地黃14克　三尖杉10克　白花蛇舌草30克　阿膠（烊化）30克　牛骨14克

【適應證】慢性髓性白血病驗方。

【製用方法】上藥水煎內服，1日3次。

白細胞減少症

驗方一

【藥物組成】鹿茸6克　雞血藤30克　黃蓍30克　全當歸15克　人參30克　白朮20克　熟地黃15克　肉桂3克　枸杞子20克　女貞子20克　山茱萸30克　酒炒菟絲子15克　巴戟天12克

【適應證】白細胞減少症。

【製用方法】上藥水煎內服，1日3次。

驗方二

【藥物組成】太白參30克　太白茶10克　靈芝10克　當歸30克

【適應證】白細胞減少症，困倦乏力。

【製用方法】上藥水煎內服，1日3次，1日1劑。

血小板減少性紫癜

驗方一

【藥物組成】虎杖30克　紫丹參30克　茜草30克　升麻6克　生地12克　赤芍12克　西紅花9克　當歸9克　桃仁9克　川芎5克　阿膠（溶化）12克　黃連2克　吳茱萸1克　艾葉3克　旱蓮草10克　丹皮9克　粉甘草30克

【適應證】原發性血小板減少症（血證），四肢斑色紫暗，口乾小便赤，舌淡苔薄黃或無苔，脈細數有力。

【製用方法】上藥水煎內服，1日3次，1日1劑。

驗方二

【藥物組成】太子參30克　阿膠（溶化）15克　生黃蓍25克　熟地黃15克　全當歸50克　雞血藤24克　炒側柏葉12克生牡蠣18克　茜草9克　甘草3克　紫石英60克　紫丹參20克

【適應證】血小板減少性紫癜。症見：皮膚紫斑，齒衄鼻衄，大便色黑，面色白，心悸氣短，失眠健忘，低熱骨蒸，體形瘦弱等。

【製用方法】上藥水煎內服，1日3次，1日1劑。

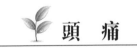 # 頭　痛

　　頭痛是臨床上常見的疾病之一，病因病機複雜，可以出現多種於急慢性疾病之中。頭為「諸陽之會」「清陽之

腑」，為髓海所在，五臟精華之血、六腑清陽之氣，皆上注於頭。凡六淫之邪外襲，阻抑清陽；臟腑陰陽失調，氣血逆亂，清竅被擾，腦失所養，均可發生頭痛。

此外，還有外傷、腦部腫瘤等都可導致頭痛。

驗方一

【藥物組成】防風15克　蔓荊子20克　麥冬20克　金銀花20克　荊芥15克　威靈仙20克　川芎60克　白芷15克　生石膏30克　紫花地丁15克　桔梗15克　紫蘇葉15克　陳皮10克　杭白菊20克　甘草10克　羌活10克　獨活10克　一枝蒿2克　地龍15克　細辛6克　冬桑葉24克　葛根20克　桃仁24克

【適應證】一切頭痛、頑固性久治不癒頭痛。

【製用方法】上藥水煎服，2日1劑，分8次服。

驗方二

【藥物組成】防風10克　酒炒地龍10克　紅花10克　川芎60克　土鱉蟲10克　藁本10克　葛根15克　細辛10克　全蠍10克　柴胡25克　白芍10克　白芷10克　菊花15克　羌活10克　陳茶葉10克　元胡30克　薄荷20克　甘草6克

【適應證】一切頭痛，尤其頑固性久治不癒頭痛。

【製用方法】上藥水煎服，1日1劑，分4次服。

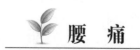

腰　痛

腰痛是指自覺以腰部一側或兩側疼痛為主症的病證。多因外感寒濕、濕熱，邪阻絡脈，跌打損傷；或腎氣虛

虧，經脈失養；或瘀血內結，脈絡痹阻所致。因腰為腎之府，故腰痛與腎的關係最為密切。

現代醫學的腰椎間盤突出、膨出，腰椎骨質增生，強直性脊柱炎，腰椎管狹窄等病，都屬於中醫腰痛病的範疇。

驗方一

【方名】吳氏腰痛酒。

【藥物組成】製馬錢子30克　麻黃50克　一枝蒿10克　鐵棒錘5克　九香蟲30克　海馬50克

【適應證】一切腰痛久治不癒，特效。

【製用方法】上藥共研細末。自製米酒時攪拌進去，裝入瓷罐內密封，7天後即可用開水沖服，1日3次，每次少許。

驗方二

【方名】吳氏腰痛丸。

【藥物組成】杜仲（青鹽水浸泡炒去絲）60克　海馬90克　續斷90克　九香蟲90克　金毛狗脊（去毛、酒蒸）90克　當歸（酒炒）45克　白芍（酒炒）45克　生地黃30克　熟地黃40克　陳皮30克　小茴香（青鹽水、酒炒）30克　沉香45克　破故紙（酒炒）45克　黑桃肉（炒）60克　川牛膝（酒炒）45克　茯苓45克　人參60克　黃柏（去皮、酒炒）30克　知母（酒炒）30克　炙甘草20克　製乳香30克　砂仁30克　黑老虎60克　枸杞子60克　木瓜30克　千年健40克　鹿茸30克

【適應證】一切腰痛及陽痿早洩久治不癒，特效。

【製用方法】共研細末。煉蜜為丸，每丸重20克，1日3次，每次1丸，淡鹽湯或米酒、黃酒、白開水送服皆

可。特效。

驗方三

【方名】吳氏腰痛湯。

【藥物組成】杜仲（青鹽水、酒炒）30克　當歸（酒炒）10克　白芍（酒炒）10克　生地黃10克　黑老虎20克　熟地黃15克　陳皮8克　小茴香（青鹽水、酒炒）6克　破故紙（酒炒）10克牛膝（酒炒）10克　茯苓10克　人參9克　黃柏（去皮、酒炒）6克　知母（酒炒）6克　炙甘草6克　續斷15克　巴戟天10克

【加減變化】疼痛嚴重者，加製乳香9克、製沒藥3克、砂仁6克、元胡15克、沉香6克，減去陳皮、白芍、生地黃；

水濕停下，膝關節以下水腫者，加二丑6克、檳榔3克、冬瓜皮10克、澤瀉9克；濕熱下注，雙腿沉重者，加羌活10克、獨活10克、蒼朮10克；

跌打損傷，瘀血阻絡疼痛者，加當歸尾（酒炒）12克、桃仁30克、紅花30克、蘇木10克、三七（研末沖服）9克、土鱉蟲9克；

冬天或遇冷加重者，加製黑附子30克、乾薑10克、肉桂10克，減去黃柏、澤瀉；疲倦乏力，雙腿沉重下墜者，加蒼朮9克、漢防己9克、薏苡仁30克、白朮15克；游走而痛者，加全蠍6克、蜈蚣3條、紫金皮10克；

濕熱嚴重者，加梔子（酒炒）9克；氣不順、氣脹者，加烏藥60克；腰酸腿軟者，加牛膝30克、當歸（酒炒）15克、熟地黃20克；腎虛者重用破故紙、熟地黃。

【適應證】一切腰痛，陽痿早洩、久治不癒特效。

【製用方法】水煎服，1日3次，1日1劑。

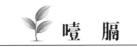

噎膈

　　噎膈屬於西醫的食管癌（食道癌、食道狹窄）等病的範疇，是一種臨床難治的疾病，臨床表現為吞咽時哽噎不順，或飲食難下，食入即吐為主症的一類疾病。病位在食道，屬胃氣所主，發病機理除胃以外，與肝、脾、肺、腎都有關係，但是主要根源是脾胃陽衰，中氣虛弱，肺與胃陰不降，肝乘脾土，津液匱乏，食道乾枯所致。

驗方一

【藥物組成】人參10克　麥冬60克　沙參30克　川椒3克　丁香3克　柿蒂9克　砂仁20克　乾薑6克　製附子9克　炙甘草6克　鵝管石（醋煆，先煎）30克　吳茱萸5克　天龍10克

【適應證】一切原因引起的噎膈。

【製用方法】上藥水煎內服，1日6次，頻服。

驗方二

【方名】吳氏開啟丹。

【藥物組成】人參60克　開喉箭30克　旋覆花炭30克　麥冬50克　川椒30克　乾薑30克　製黑附子60克　沙參30克　柿霜90克　硇砂30克　麝香10克　牛黃10克　肉桂10克　茯苓20克　白朮30克　細辛30克　吳茱萸20克　陳皮30克　甘

草20克　沉香60克　天龍10克　西洋參30克　乾鵝血60克
巴豆霜30克　羅漢豆30克

【加減變化】痰氣交阻，吞咽梗阻，胸膈痞滿，大便
艱難，口乾咽燥，舌質紅，舌苔薄膩，脈弦者，以陳皮10
克、瓜蔞10克、花粉10克、丹參10克、荷葉蒂15克、砂
仁10克、煎汁送服藥丸；津液虧虛，吞咽梗塞而痛，固體
食物難下，口乾咽燥，大便乾結，五心煩熱，舌質紅乾或
帶裂紋，脈弦細數者，以花粉30克、黃連30克、生地60
克、玄參60克、西洋參30克，煎汁送服藥丸；瘀血內
結，胸膈疼痛，食不得下而復吐出，甚至水飲難下，大便
堅硬如羊屎，或吐出物如赤豆汁，肌膚甲錯，舌質瘀黯，
脈細澀者，以三七12克、蟪螂9克、昆布20克、紅花60
克、生地30克，煎汁送服藥丸；氣血兩虛，長期飲食不
下，面色白，精神疲憊，形體消瘦，泛吐清涎，舌淡苔
白，脈細弱或沉細無力者，以人參30克、白朮20克、炙
甘草10克、化紅6克、砂仁30克、白花蛇舌草60克、麥
冬30克、黃蓍60克、大棗10枚，煎汁送服藥丸。

【適應證】一切原因引起的噎膈。

【製用方法】上藥共研300目細末，煉蜜為丸，每丸
重6克，1日3次，每次1～3丸。

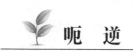

呃　逆

呃逆屬於西醫的幽門炎、食道炎、幽門桿菌、食道痙
攣、食道炎、食管癌、幽門癌等病的範疇。臨床表現以氣

逆上沖，喉間呃呃連聲，聲短而頻，自己不能控制為特徵，病位在胃，與脾、肺、肝、膽有密切關係。

驗方一

【**藥物組成**】黃連15克　陳皮10克　陳艾葉3克　紫蘇葉10克

【**適應證**】一切原因引起的呃逆。

【**製用方法**】上藥水煎內服，1日3次，1日1劑。

驗方二

【**藥物組成**】丁香9克　柿蒂30克　高良薑10克　旋覆花（布包）30克　炙甘草6克　吳茱萸6克　肉桂6克　薑厚朴10克　炒枳實6克　代赭石（布包）20克

【**適應證**】長期過食生冷或久服寒涼藥物而致的呃聲沉緩，膈間及胃脘不舒，得溫熱則減輕，得寒冷則加重，飲食減少，舌苔白膩，脈象遲緩，因胃寒而引起的呃逆。

【**製用方法**】上藥水煎內服，1日3次，1日1劑。

驗方三

【**藥物組成**】柿蒂30克　生大黃10克　厚朴30克　枳實20克　竹葉10克　清半夏10克　生石膏60克　麥冬30克　人參10克　甘草9克　粳米50克　梔子6克

【**適應證**】長期喜食辛辣而致的呃聲洪亮。沖逆而出，口臭煩渴，喜歡冷食，小便短赤，大便秘結，舌苔黃，脈滑數。

【**製用方法**】上藥水煎內服，1日3次，1日1劑。

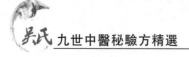

驗方三

【**藥物組成**】炒川楝子9克　鬱金60克　旋覆花（布包）30克　柿蒂15克　人參10克　石斛6克　生薑10克　代赭石（包煎）30克　甘草10克　薑半夏60克　大棗6枚　綠萼梅15克

【**適應證**】脾胃失調，痰阻中焦，肝氣乘肺胃而致的呃逆連聲不斷，胸脅脹悶，情緒抑鬱，脘痞噁心反胃，食少納呆，頭目昏眩，舌苔薄膩，脈弦而滑。

【**製用方法**】上藥水煎內服，1日3次，1日1劑。

驗方四

【**藥物組成**】人參30克　丁香6克　乾薑15克　炙甘草10克　炒白朮60克　肉桂10克　製黑附子30克　吳茱萸6克　砂仁12克　柿蒂20克　陳皮10克　太白米1克

【**適應證**】脾胃陽虛，運化無權，升降失常，胃失和降，虛氣上逆而致的呃逆低沉無力，氣不得續，面色蒼白，食少困倦，腹脹便溏，口淡無味而不渴，舌胖色淡，苔白，脈細弱無力。

【**製用方法**】上藥水煎內服，1日3次，1日1劑。

驗方五

【**藥物組成**】炙枇杷葉6克　石斛10克　柿蒂30克　炒刀豆6克　炒扁豆5克　沙參30克　麥冬60克　生地18克　冰糖10克　玉竹10克　知母10克　旋覆花（布包）10克

【**適應證**】適用於熱病後期的胃陰耗傷，胃失濡運，難以和降，挾虛火上沖而致的呃聲急促但不接續，口乾舌燥，

煩躁不安，知饑但不思食，舌紅而乾，或有裂紋，脈細數。

【製用方法】上藥水煎內服，1日3次，1日1劑。

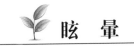

眩　暈

　　眩暈即自感頭暈眼花，自覺旋轉不定，甚則仆倒，或伴有噁心、嘔吐，耳鳴汗出，腦內空虛，頭痛腦鳴等症。

　　導致眩暈的原因很多，臨床以分類辨證、對症施治為根本。

驗　方

【方名】吳氏鎮暈湯。

【藥物組成】陳皮25克　薑半夏25克　防風7克　羌活7克甘草3克　枳實（麩炒）8克　地龍（酒炒）9克　天麻9克　川芎8克　黃芩（酒炒）8克　白芷7克　細辛7克　製南星7克生薑3克　大棗3枚

【加減變化】氣虛者加人參10克、黃耆15克、白朮20克；血虛者加當歸（酒炒）15克、阿膠（烊化服）30克，川芎劑量加大1～2倍；有熱者加薑黃連7克、竹茹3克；頸椎病者加葛根10克、獨活10克、薑黃15克，羌活劑量加大1～2倍；血壓高者加牛膝15克、鬼針草90克、毛冬青20克；有痰者加白朮10克、茯苓30克、旋覆花（布包）10克、桔梗15克；手腳冰冷，冬天怕冷者加乾薑10克、肉桂10克、製黑附子60克；頭痛眩暈，面紅目赤，口苦咽乾，煩躁易怒者加柴胡15克、梔子10克、菊花10

克、鉤藤30克、龍膽草6克;眩暈頭重,不欲活動,胸悶噁心,少食貪睡者加白朮,重用半夏、天麻;眩暈耳鳴,頭痛目脹,失眠煩躁,腰膝酸軟,四肢麻木者加鉤藤30克、石決明60克、懷牛膝30克、白芍10克、杜仲30克、桑寄生20克、黃芩10克、茯神15克。

【適應證】一切原因引起的眩暈症。

【製用方法】上藥水煎內服,1日3次,1日1劑。

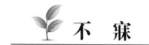

不 寐

　　不寐是西醫的失眠病,臨床分為虛實兩大類。是以入睡困難,或者睡後易醒,睡眠時間明顯減少為主症的疾病。

驗方

【方名】吳氏促眠湯。

【藥物組成】朱茯神90克　炒酸棗仁60克　人參25克生石膏15克　龍齒60克　龍眼肉30克　陳皮15克　薑半夏15克炒枳實10克　竹茹10克　麥冬30克　甘草6克　遠志肉20克金刷把30克

【加減變化】睡臥不寧,多夢易醒,煩躁易怒,胸脅脹滿,目赤口苦,大便秘結,小便短赤,舌紅苔黃,脈弦數者,去人參,加香附子15克、鬱金30克、枳殼12克、龍膽草9克、柴胡30克、大黃8克、車前草30克;頭重頭痛,痰多胸悶,噁心厭食,心煩口苦者加黃連9克、梔子15克、珍珠母20克、焦三仙20克、竹茹15克;

多夢煩躁，口乾渴，面赤烘熱，口舌生瘡，小便短赤，舌尖紅，脈數者，加車前草20克、梔子9克、甘草梢6克、木通9克；心煩不寐，入睡困難，心悸，頭暈，耳鳴健忘，腰酸腿軟，潮熱盜汗，口苦津少者，加黃連30克、阿膠60克、玄參30克、生地黃15克、熟地黃15克、竹茹20克、五味子60克、丹參30克；

多夢易醒，心悸健忘，頭暈目眩，肢倦神疲，飲食無味，面色少華者，加熟地黃30克、炒柏子仁30克、炒白芍30克、阿膠60克、當歸身15克、黃耆10克、益智仁10克；失眠多夢，易驚醒，膽怯心悸，遇事易驚，氣短倦怠，小便清長者，加茯苓10克、石菖蒲60克。

【適應證】不寐。長期失眠，久治不癒者，特效。

【製用方法】上藥水煎內服，1日3次，1日1劑。

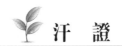

汗　證

汗證是一種病理性汗液外泄的病證。臨床有自汗、盜汗、脫汗、戰汗、黃汗之分，是一種常見病。睡醒時汗出，動則尤甚者為自汗；睡中汗出，醒來即止者為盜汗；大汗不止或汗出如油，肢冷息微者為脫汗；熱病中惡寒戰慄而後汗出者為戰汗；汗色發黃而染衣者為黃汗。

本病多由肺衛不固，陽氣虛弱，陰虛火旺，正邪相爭，濕熱薰蒸而引起的陰陽失調，營衛不和，腠理開闔不利所致。

驗方一

【**藥物組成**】桂枝30克（去皮）　白芍120克　炙甘草15克　生薑10克　大棗10枚　五味子60克

【**適應證**】平時表虛，復感風邪，營衛不和，衛氣失固，陰液外泄。症見汗出惡風，周身酸楚，寒熱往來，苔薄白，脈緩。

【**加減變化**】心悸失眠加龍骨30克、牡蠣30克、龍眼肉10克；表虛汗多加黃蓍30克、黨參10克；寒熱往來、酸痛明顯加葛根15克。

【**製用方法**】上藥水煎內服，1日3次，1日1劑。

驗方二

【**藥物組成**】升麻6克（酒炒）　柴胡6克　當歸9克　黃蓍30克　防風3克（酒炒）　陳皮6克　炒白芍60克　人參10克白朮30克　炙甘草6克　五味子30克

【**適應證**】脾肺氣虛，氣不攝汗，肌腠不固引起的氣虛自汗，動則益甚，畏寒，氣短乏力，面色無華，舌淡苔白，脈細弱。

【**製用方法**】上藥水煎內服，1日1劑，1日3次。

驗方三

【**藥物組成**】桂枝30克（去皮）　炒白芍120克　炙甘草10克　生薑15克（去皮）　大棗10克　製黑附子60克　人參5克炙五味子60克　麻黃根10克

【**適應證**】平時素有陽虛，衛外不固，或久病傷陽，陽氣過耗，不能斂陰，陰液外泄。症見陽虛自汗，動則加

重，形寒肢冷，納少腹脹，喜熱飲，小便無力清長，大便溏薄，面色白，舌淡苔白，脈沉遲。

【製用方法】上藥水煎內服，1日3次，1日1劑。

驗方四

【藥物組成】花粉10克　麥冬10克　知母30克　生石膏60克　甘草6克　粳米30克　蘆根60克　白薇10克　五味子30克

【適應證】肺胃久熱傷陰，蒸蒸汗出，口渴喜冷飲，面赤烘熱，煩躁不寧，大便乾結，舌紅苔黃，脈洪大數。

【製用方法】上藥水煎內服，1日3次，1日1劑。

驗方五

【藥物組成】浮小麥20克　五倍子10克　白朮25克　茯神10克　黃蓍30克　龍眼肉10克　炒酸棗仁15克　人參10克炙甘草6克　當歸10克　製遠志10克　龍骨30克　牡蠣30克炙五味子30克　麻黃根3克

【適應證】長期思慮過度，心脾兩虛，心失血養，睡則汗出，醒則汗止，心悸少寐，面色無華，氣短神疲，舌淡苔薄白，脈細無力。

【製用方法】上藥水煎內服，1日3次，1日1劑。

驗方六

【藥物組成】青蒿10克　當歸15克　秦艽9克　生地黃30克　知母30克　熟地黃30克　黃蓍30克　黃芩9克　黃柏9克黃連6克　地骨皮15克　製龜板30克　製鱉甲30克　五味子30克

【適應證】勞倦內傷，亡血失精，或肺癆久咳，陰血虧損，虛火內熾，迫液外泄。症見潮熱盜汗，虛煩少寐，五心煩熱，口乾咽燥，腰膝酸軟，形體消瘦，舌紅少苔，脈細數。

【製用方法】上藥水煎內服，2日1劑，1日3次。

驗方七

【藥物組成】山茱萸 120 克　人參 30 克　熟地黃 60 克　麥冬 30 克　炙五味子 60 克　五倍子 30 克

【適應證】熱病嚴重期，暴吐暴瀉，虛陽外越的陰脫，導致大汗不止，熱而黏稠，汗出如油，身熱，手足發熱，口渴喜冷飲，呼吸氣粗，體倦神疲，舌乾口紅，脈細數無力。

【製用方法】上藥水煎內服，1日1劑，1日3次。

驗方八

【藥物組成】人參 30 克　五味子 60 克　黃蓍 60 克　製黑附子 60 克　煅牡蠣 30 克　煅龍骨 30 克　麥冬 20 克　五倍子 15 克

【適應證】久病傷陽，陽氣虛微，或陰脫之後，陽隨汗脫，陽不斂陰，汗液大泄。症見大汗淋漓，汗出如珠，清稀而涼，肢冷面白，精神疲憊，呼吸微弱，口渴喜熱飲，舌苔淡白，脈微欲絕。

【製用方法】上藥水煎內服，1日4次，1日1劑。

驗方九

【**藥物組成**】葛根30克　黨參30克　生薑15克　大棗10克

【**適應證**】邪熱內盛，稽留不退，正邪相爭，發熱口渴，惡寒戰慄，繼而汗出。舌苔黃，脈浮數。

【**製用方法**】上藥水煎內服，1日1劑，1日3次。

驗方十

【**藥物組成**】女貞子10克　茵陳蒿60克　五味子15克黃芩10克　豬苓15克　茯苓30克　白朮30克　桂枝20克　澤瀉10克

【**適應證**】濕熱蘊積，薰蒸肝膽，膽汁隨汗液外漬皮膚。症見汗色黃如柏汁，口苦納呆，身體浮腫，小便不利，舌苔黃膩，脈弦滑。

【**製用方法**】上藥水煎內服，1日3次，1日1劑。

驗方十一

【**藥物組成**】五倍子50克　五味子100克　浮小麥50克

【**適應證**】各種汗證。

【**製用方法**】上藥共研細末，用生薑汁調和如乾泥，外貼肚臍，1日一換。

肌無力病

肌無力病屬於中醫的痿證、虛勞、痹證等病的範疇，臨床以肢體痿軟，經脈弛緩，運動無力，重則不能行走，

納食困難，言語不清，頭不能舉等危重。古有「治痿獨取陽明」之說。該病的早期病根在肝、脾、腎、肺，病久則五臟六腑受累而病，需要全面顧及。

驗方一

【藥物組成】升麻6克（酒炒）　當歸15克（酒炒）　柴胡6克　人參20克　炒白朮30克　炙甘草6克　牛蒡根30克　金針菇30克　雞血藤30克　黃蓍60克　川芎15克　白芍15克（酒炒）　砂仁10克（後下）　生薑5克　大棗10克　焦三仙20克

【適應證】重症肌無力。

【製用方法】上藥水煎內服，1日3次，1日1劑。

驗方二

【方名】吳氏壯骨起痿丸。

【藥物組成】牛筋60克　鹿筋90克　人參120克　天麻50克　黃蓍150克　黨參90克　黃柏50克（酒炒）　川斷60克（酒炒）　製龜板90克　熟地黃100克　炒白芍60克　當歸150克　鎖陽90克　鹿茸90克　金針菇150克　牛蒡根90克　豹骨300克　沙棘果100克　砂仁60克　陳皮60克　黃精90克　杜仲90克（青鹽水炒）　枸杞子90克　紅景天60克　藏紅花100克　大棗肉60克　千斤拔60克

【適應證】重症肌無力。腰酸腿軟，行走困難。

【製用方法】上藥共研300目細末，煉蜜為丸，每丸重20克，1日3次，每次1丸。

第二章

外 科

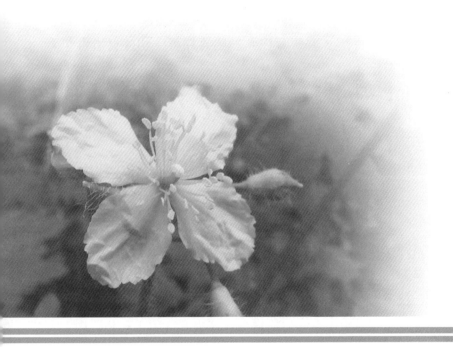

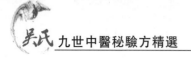

癰疽瘡毒

驗方一

【藥物組成】金銀花60克　連翹35克　牛蒡子15克　甘草5克　酒大黃10克　製乳香3克（另包研細末沖服）　當歸尾24克（酒炒）　皂角刺9克　煆石決明9克　紅花9克　千年沉香6克　穿山甲（研末沖服）6克　花粉15克　白芷7克　防風6克　羌活8克　浙貝母12克

【適應證】一切癰疽、發背、腦疽、對口、丹瘤、瘰癧、惡毒疔瘡、濕痰流注、腫脹疼痛等一切外科瘡毒包塊，初起者。

【製用方法】上藥水煎內服，1日3次，服藥後飲白酒1小杯。

【禁忌】禁食一切辛燥品。

驗方二

【藥物組成】皂角刺15克　紫花地丁30克　金銀花60克　當歸尾18克　白芍3克　川芎7克　黃蓍45克　桔梗15克　甘草3克　劉寄奴24克　梔子9克　連翹15克　花粉10克　七葉一枝花20克　紅花3克　精製馬錢子2克

【適應證】一切惡瘡癰疽、瘰癧、疔瘡，紅腫脹痛，皮破流膿。

【製用方法】上藥水煎內服，1日3次。

【禁忌】禁食一切辛燥物。

驗方三

【藥物組成】人參9克　肉桂4克　製白附子6克　生黃蓍15克　炙黃蓍15克　生地12克　熟地12克　玄參12克　麻黃3克　透骨草30克　製川烏5克　製草烏5克　全蠍10克（另包，研末沖服）　金銀花60克　敗醬草25克　土炒白朮12克　桔梗18克　連翹30克　全當歸30克　陳皮8克　白芷15克　千里光21克

【適應證】骨髓炎、骨瘤、骨風、癰疽瘡毒，皮破流膿，久不收口，久醫不癒。

【製用方法】上藥水煎內服，1日3次。

【禁忌】禁食一切辛燥物。

驗方四

【方名】天下第一萬應丹。

【藥物組成】酒全當歸85克　酒白芍60克　酒黃芩60克　酒黃連60克　鹽黃柏60克　酒梔子60克　酒大黃60克　金銀花150克　明雄黃30克　全蠍30克　連翹120克　製川烏45克　透骨草210克　尋骨風75克　麻黃35克　黃蓍250克　紫花地丁150克　白芷160克　桔梗175克　炙穿山甲50克　花粉165克　甘草120克　川芎185克　炒白朮155克　防風115克　荊芥115克　浙貝母125克　人參100克　石打穿225克　醋製香附子130克　木香35克　野菊花105克　七葉一枝花150克　板藍根240克　赤芍60克　丹皮60克　玄參60克　紅藤160克　紫珠60克　白芨60克　廣三七120克　血竭35克　製水蛭50克　虻蟲30克　砂仁80克　製馬錢子60克　海馬55克　製首烏120克　千年健

115克　朱砂10克　陸英100克　薏苡仁160克　雪山一枝蒿30克
藏紅花55克

【適應證】一切瘡毒濕疹、皮炎、皮癬、骨瘤、骨髓炎、癰疽瘡瘍，不論初期或年久。

【製用方法】上藥共研細末，煉蜜為丸，每丸重10克，內服每次1丸，每日3～6次，如為散劑，或裝膠囊，每次服3～6克，每日3～6次。

【加減變化】病在頭部，以薄荷25克、桑葉25克、杭白菊25克，煎水沖服；病在下者，以牛膝30克、水燈草30克，煎水沖服；病在中部，以蒼朮30克、枳實20克，煎水沖服；病在上部，以羌活18克、竹葉12克，煎水沖服；病在全身、四肢，以桂枝6克、桑枝6克、獨活18克、絲瓜絡50克、葛根12克，煎水沖服；

氣血大虛重用人參；疼痛難忍，重用乳香、沒藥，另加粟殼10克，煎水沖服。

驗方五

【藥物組成】川芎10克　當歸10克　白芍10克　生地10克
龍膽草6克　栀子6克　黃連5克　酒知母6克　鹽黃柏8克
連翹30克　銀柴胡5克　澤瀉6克　木通3克　滑石18克　蘆薈5克　甘草2克　防風7克　萆薢15克　淡竹葉10克　水燈草芯10克

【適應證】下疳陰囊生瘡、濕疹，發熱癢痛、腫脹。

【製用方法】水煎內服，1日3次。

【禁忌】禁食大肉及一切辛燥品。

驗方六

方（1）　內服方1：

【藥物組成】川芎12克　當歸12克　生地15克　元參15克
麥冬8克　酒梔子12克　酒知母3克　七葉一枝花15克　威靈
仙24克　敗醬草25克　連翹15克　黃連6克　土茯苓120克
甘草3克　澤瀉6克　升麻6克　牛蒡子6克　黃蓍60克　千里
光20克　地膚子6克　淡竹葉30克　水燈草芯30克

【適應證】陰虛火旺型。下疳陰部生瘡、濕疹、梅
毒，發癢、腫熱作痛。

【製用方法】水煎內服，1日3次。

內服方2：

【藥物組成】土茯苓150克　金銀花60克　山豆根10克
甘草3克　草河車15克　生大黃6克　山梔子8克　黃連10克
黃柏10克　當歸10克　牛黃6克（另包沖服）　敗醬草30克　蒲
公英30克　紫花地丁30克　連翹15克　威靈仙30克　蒼朮15克
蚤休12克　萆薢15克　千里光30克　雞血藤30克　淡竹葉30克
水燈草芯30克

【適應證】急性期，初發作者。

【製用方法】水煎內服，1日3次。

內服方3：

【藥物組成】土茯苓80克　金銀花100克　草河車30克
白鮮皮15克　萆薢15克　鹽黃柏12克　甘草3克　全當歸35克
七葉一枝花10克　黃蓍60克　雲苓15克　人參5克　生地10克
熟地10克　海馬6克　元參30克　精製馬錢子3克　白芷6克
牛膝18克　淡竹葉30克　水燈草芯30克

【適應證】陰陽兩虛，久治不癒。

【製用方法】水煎內服，1日3次。

方（2）　外用方1：

【藥物組成】生川烏5克　生白附子3克　生狼毒15克生馬錢子6克　冰片15克（另包，後下）　蛇床子8克　黃連20克重樓35克　黃芩10克　金銀花30克　赤芍10克　花粉10克黃柏10克　丹皮10克　苦參60克　白鮮皮30克　萆薢30克紫草15克　貫眾12克　大黃10克　苦楝皮15克

【製用方法】上藥水煎外洗，1日數次，勿入口、眼。

外用方2：

【藥物組成】青黛50克　樟腦10克　冰片35克　輕粉2克黃柏150克　硇砂10克　硼砂10克　雄黃10克　黃連50克　蚤休85克　大風子10克　金銀花150克

【製用方法】上藥共研細末，將藥粉直接上在患部，每天3～6次。勿入口、眼。

驗方七

內服方：

【藥物組成】當歸18克　紫草12克　麻黃3克　黃連10克黃芩9克　黃柏9克　苦參9克　甘草3克　梔子6克　萆薢9克木瓜10克　紅花3克　熟大黃6克　蒼朮60克

【適應證】黃水瘡，久治不癒或癒後反覆發作。

【製用方法】水煎內服，1日3次。

外用方：

【藥物組成】黃柏30克　黃連25克　梔子25克　苦參25克

黃芩 25 克　白鮮皮 25 克　冰片 30 克　蛤粉 50 克　煅石膏 50 克
枯礬 30 克　輕粉 25 克　青黛 35 克　硼砂 15 克　血竭 10 克

【製用方法】上藥共研細末，用涼水調搽，冬天用麻
油調搽，也可直接塗搽在瘡上。每日 3 次。

驗方八

【方名】吳氏黃蠟膏。

【藥物組成】生桐油 1000 克（純正上等品，無渣）　黃蠟
200 克　冰片 150 克　血餘炭 80 克　血竭 50 克　麝香 10 克

【適應證】一切瘡毒，皮膚久爛不癒，傷口不癒合，
具有拔毒去瘀生肌癒合之特效，號稱「天下無雙膏」。

【製用方法】先將藥共研極細末（黃蠟、血餘炭另
放），將桐油燒開，速放入黃蠟攪拌勻，取出（熄火），
速放入所有藥粉，充分攪拌，置於紙或布上，貼在患處。
一般 3 天即癒。本方非良賢者不傳。

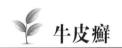

牛皮癬

（又稱神經性皮炎、銀屑病、白皮炎）

本病是在皮膚上反覆出現多層銀白色乾燥的鱗屑和丘
疹，搔之脫屑、發癢，是一種非常頑固的皮膚病。現代醫
學無法根治！舊有「看病莫治癬，治癬活丟臉」的說法，
由此可見其難治的程度。

內服方1：

【藥物組成】犀牛角粉 8 克（可用羚羊角粉代替，另包沖服）

黃連8克　玄參30克　桔梗15克　甘草3克　大黃6克　薄荷8克
青黛9克　生地30克　白芍6克　赤芍9克　丹皮9克　紫草15克
丹參18克　槐花12克　雞血藤30克　白茅根30克

【適應證】主治初期血熱型牛皮癬。

【製用方法】水煎內服，1日3次。

內服方2：

【藥物組成】玄參30克　麥冬30克　生地30克　川芎15克
黃連5克　當歸身24克　酒炒白芍12克　酒知母6克　烏梅肉
9克　薄荷6克　石蓮肉9克　蜜炒黃柏10克　花粉8克　炙甘
草6克　雞血藤21克　土茯苓60克　全當歸30克　威靈仙18克
山藥18克　黨參18克　蜂房6克　天冬15克　製首烏21克　熟
地21克　製白附子3克　草河車12克　乾欖果35克

【適應證】牛皮癬。血虛津傷，久醫不癒者。

【製用方法】水煎內服，1日3次。

外用方1：

【藥物組成】生白附子6克　硫黃30克　雄黃30克　熟
地30克　五倍子30克　紫草60克

【適應證】銀屑病（白皮炎）

【製用方法】上藥浸泡白酒，15天後　搖勻外擦患
部，每日10次。

外用方2：

【藥物組成】黃連6克　苦參12克　製乳香8克　製沒藥
8克　白鮮皮15克　朱砂蓮12克　白附子3克　烏附片8克　生
地30克　大黃10克　朱砂5克　海桐皮16克　蓽撥35克　製首
烏30克　旱蓮草30克　花椒10克　黃柏10克　雄黃50克　硫

黃50克　木槿皮12克　冰片12克

【適應證】銀屑病（白皮炎）

【製用方法】上藥共研細末，以真麻油調如泥狀，貼在患部，每日更換1次。

 # 水火燒燙傷

驗方一

【藥物組成】金銀花60克　連翹30克　赤芍8克　梔子8克甘草8克　當歸8克　黃連8克　防風8克　羌活8克　水燈草30克　熟大黃10克　黃芩9克

【適應證】水火燒燙傷。

【製用方法】水煎內服，1日3～5次。

外用方：

【方名】吳氏清涼散（又稱天下第一清涼膏）。

【藥物組成】去皮川黃連50克　去皮上等黃柏50克　老紫草50克　馬鞭草葉50克　絲瓜葉50克　苦瓜葉50克　粟花芯50克　冰片50克　輕粉10克　明礬15克　花粉50克　黃芩50克　去皮大黃50克　去皮地榆50克　芙蓉葉30克　檵木花30克　四季青30克　紫珠30克

【適應證】治療水燙、火燒傷，不論創面多大，感染程度及病情多嚴重，均在3～20天痊癒，且不留傷痕。本方為吳氏祖傳絕密方，珍貴無比。

【製用方法】上藥共研300目細末，以雞蛋清調和成膏，外貼患部，每日早晚各1次。也可用麻油、冷開水調

和成膏外貼。已經破皮或感染者，可以直接把藥粉撒在傷口處。

驗方二

【藥物組成】新鮮南瓜1個

【適應證】治療水燙、火燒傷，才發生者。特效。

【製用方法】切開南瓜，用瓜瓤貼傷處，6個小時一換。

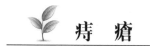

痔　瘡

驗方一

【藥物組成】川芎8克　赤茯苓8克　連翹9克　白芍8克生地12克　當歸10克　防風8克　秦艽8克　檳榔6克　甘草5克梔子6克　地榆（酒炒6克、生6克）　枳殼6克（麩炒）　槐花9克白芷6克　蒼朮6克　黃芩6克　酒黃芩3克　黃蓍6克　淡竹葉6克　水燈草9克

【適應證】內痔、外痔，不論新久輕重。

【製用方法】水煎內服，1日3次。

【禁忌】勿食一切辛燥及菸酒。

驗方二

【藥物組成】人參30克　黃連9克　炒白朮18克　當歸身18克　川芎8克　生黃蓍30克　炙黃蓍15克　生甘草6克　炙甘草6克　陳皮8克　升麻6克　柴胡5克　子黃芩8克　茯苓9克麻子仁9克　地榆炭6克　炒金銀花15克　白芷8克　大棗3枚

生薑2片（去皮）

【適應證】氣血虛弱而脫肛，便血，內外痔瘡者。

【製用方法】上藥水煎內服，1日3次。

【禁忌】禁食大蒜、辣椒、酒等辛燥品。

驗方三

【藥物組成】粟殼（去穰，去蒂切細，蜜糖拌炒）12克　生地黃9克　元參9克　紫參9克　太子參15克　人參9克　熟地黃9克　蒼朮8克　當歸身9克　陳皮8克　厚朴6克　黃連8克　秦艽7克　黃蓍12克　黃柏6克　甘草3克　子黃芩7克　炒白朮9克　升麻3克　防風4克　荷葉蒂9個　炒地榆6克　烏梅肉5克

【適應證】內外痔便血，腸風，久治不癒者。

【製用方法】上藥水煎內服，1日3次。

驗方四

【方名】吳氏痔淨膏。

【藥物組成】枯礬20克　明礬20克　龍腦20克　麝香3克　黃連30克　白芨12克　生地榆12克　梔子仁12克　爐甘石10克　黃柏12克　大黃12克　花粉15克　紫草8克　青黛20克　七葉一枝花15克　輕粉10克

【適應證】本膏對各種痔瘡具有特效，一般3～7天即癒，嚴重者10～20天，且很少復發，實為奇方。

【製用方法】上藥共研極細末，以苦參100克，煎取濃汁，合勻藥粉成膏，外塗患部，每日數次。

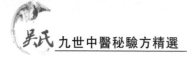
配合內服方：

【藥物組成】翻白草30克　鳳尾草30克　馬齒莧60克
紅藤30克　地骨皮25克　郁李仁25克

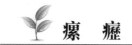

瘰　癧

（相當於淋巴炎、淋巴結腫大、淋巴結核、淋巴癌等）

瘰癧病是西醫的淋巴炎、淋巴結腫大、淋巴結核、淋
巴癌等病的範疇。瘰癧病名首見於《靈樞》，因其頸部、
腋下、大腿內側等部位出現結核，累累如貫珠，小者為
瘰，大者為癧，故名瘰癧。俗稱「羊子七」「癧子頸」
「老鼠瘡」等。瘰癧分為急性和慢性，急性多因外感風
熱，內伴痰毒而致；慢性多因氣鬱虛勞所致。

驗方一

【藥物組成】澤漆15克　鬱金30克　茯苓45克　黃精30克
夏枯草30克　黃藥子30克　連翹30克　山楂21克　枳殼15克
玄參25克　浙貝母15克　貓爪草30克　海藻30克
【製用方法】上藥水煎服，1日1劑，分3～5次服。

驗方二

【藥物組成】木鱉子60克　九龍膽60克　生川烏60克
生草烏60克　三棱60克　雪山一枝蒿60克　冰片100克
【製用方法】上藥共研細末，蜂蜜調如泥，外貼，每
天一換。

雷諾氏病（肢端血管痙攣症）

驗　方

【**藥物組成**】桂枝30克　酒白芍30克　炙黃蓍20克　當歸尾25克　細辛7克　伸筋草15克　雞血藤60克　炙甘草9克　木通7克　川芎12克　桑枝30克　金銀花60克

【**製用方法**】上藥水煎服，日1劑，分3次服，連服3～6個月。

敗血症

驗　方

【**藥物組成**】犀角6克（研末沖服）　黃連12克　鮮生地黃30克　黃芩12克　赤芍12克　黃柏12克　丹皮12克　敗毒傘10克　梔子仁12克

【**適應證**】敗血症、膿毒血症、痢疾、肺炎、吐血發斑、瘡瘍、疔毒等實熱證。

【**製用方法**】上藥水煎內服，1日3次。

沿爪疔（甲溝炎）

多見於指甲邊緣的近端處，紅腫熱痛，3～5天即成膿，治療不及時可蔓延至對側面，從而形成指甲周圍炎，若膿浸入指甲下（指甲下膿腫），則在指甲背面上透現黃

色或灰白色的膿液積聚陰影，形成潰空或有胬肉突出。

驗方一

【藥物組成】桃仁10克　紅花15克　赤芍30克　蒲公英20克　紫花地丁30克　野菊花10克　當歸尾12克　紫背天葵子15克　金銀花60克　敗醬草30克

【適應證】沿爪疔（甲溝炎）。急性發作期，熱腫疼痛。

【製用方法】上藥水煎內服，1日3次。

驗方二

【藥物組成】新鮮蒲公英、新鮮紫花地丁、新鮮大黃冰片各等分

【適應證】沿爪疔（甲溝炎）。急性發作期，熱腫疼痛。

【製用方法】共搗爛如泥。外貼患處，1日一換。

 # 發頤（急性化膿性腮腺炎）

發頤多由傷寒或溫病後汗出不暢，餘邪熱毒未能外達，結聚於少陽、陽明之絡，與外氣凝滯而成。屬於西醫的急性化膿性腮腺炎病的範疇。

該病發病急，病情重，治療不及時會有嚴重的後果。

驗方一

【**藥物組成**】金銀花60克　連翹60克　敗醬草30克　大青葉30克　板藍根30克　蒲公英20克　紫背天葵子15克　野菊花15克　紫花地丁30克　黃連15克　大黃6克

【**適應證**】適用於發頤初起，剛剛發作者。

【**製用方法**】上藥水煎內服，1日3次。

驗方二

【**藥物組成**】僵蠶30克　花粉10克　金銀花60克　炙穿山甲15克　連翹60克　敗醬草30克　大青葉30克　板藍根30克　蒲公英20克　皂角刺30克　紫背天葵子15克　赤芍30克　野菊花15克　紫花地丁30克

【**適應證**】適用於發頤腫痛嚴重，腫塊明顯或已經形成膿腫者。

【**製用方法**】上藥水煎內服，1日3次。

驗方三

【**藥物組成**】犀角（可用3倍羚羊角代替）15克　生地黃30克　金銀花60克　玄參30克　竹葉心30克　麥冬30克　丹參20克　黃連60克　連翹120克　敗醬草30克　板藍根20克　蒲公英15克　甘草6克　紫花地丁60克

【**適應證**】適用於發頤後期，腫塊膿成後出頭流膿，排泄不暢，出現神昏症狀。

【**製用方法**】上藥水煎內服，1日4次，1日1劑。同時配合服用安宮牛黃丸。

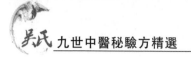

纏腰火丹（帶狀疱疹）

纏腰火丹病（俗稱蛇纏腰等）主要以濕熱火毒蘊積肌膚而成。屬於西醫帶狀疱疹病範疇。該病多發生於身體一側不超過中線，常出現在腰肋、胸腹、顏面等處。皮疹出現前患處常有帶狀皮膚刺痛，也有疼痛與水泡並現。

患處皮膚出現紅斑、炎性丘疹，簇集成群，發展形成水疱，累累如串珠，排列成帶狀，疱液初透明，5～7天後轉渾濁，病程約2～5週，治療及時癒後絕大多數不再復發。西醫治療99%的癒後復發或有後遺症。

驗方一

【藥物組成】龍膽草15克　金銀花30克　柴胡25克　澤瀉10克　車前子12克　土茯苓60克　木通9克　生地9克　當歸尾9克　梔子12克　黃芩15克　甘草6克　敗醬草30克　重樓10克　僵蠶10克

【加減變化】發於顏面部者，加野菊花30克、防風10克、薄荷15克；發於腹部、下肢者，加黃柏30克、蒼朮15克、連翹20克；全身泛延者，加玄參60克、麥冬10克、黃連30克、水牛角30克；疼痛嚴重者，加全蠍10克、醋元胡30克、丹參30克、製乳香15克、製沒藥15克。

【適應證】纏腰火丹病初起，水疱未破者。

【製用方法】上藥水煎內服，1日4次。

驗方二

【**藥物組成**】金銀花30克　人參5克　白朮10克　茯苓10克　甘草6克　當歸15克　川芎6克　白芍6克　生地10克　白芷6克　花粉9克　桔梗30克　皂角刺30克　全蠍3克　桃兒七10克

【**適應證**】纏腰火丹病久治不癒。

驗方三

【**藥物組成**】麝香1克　金銀花30克　黃連60克　青黛30克　雄黃10克　冰片30克　重樓30克

【**適應證**】纏腰火丹。

【**製用方法**】共研極細末，用麻油或冷水調和如泥，外貼患處，1日一換。

疣

疣是發生於皮膚淺表的小贅生物。是臨床常見的皮膚病之一。疣分為五種，一是尋常疣（千日瘡），表現為米粒至豌豆大的角質增生性突起，表面粗糙有不規則的乳頭狀增殖；二是扁平疣，為針頭或芝麻大扁平的丘疹，略高出皮面，呈淡褐，或正常膚色，播種狀或線狀分佈；三是傳染性軟疣，呈半球性突起，色灰白、乳白或正常，表面光滑如塗蠟，中心凹陷，可擠出乳酪樣物質；四是蹠疣，生於足蹠受壓部的角化部；五是絲狀疣，為細軟的絲狀突起，好發於成人的眼皮與頸部。

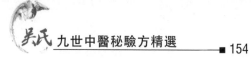

驗方一

【藥物組成】桃仁6克　當歸10克　紅花30克　馬齒莧60克　救必應30克　薏苡仁120克　金銀花60克　澤漆20克鬼針草30克

【適應證】各種疣。

【製用方法】上藥水煎內服，1日4次。

驗方二

【藥物組成】生薏苡仁100克　桃仁60克　紅花30克馬齒莧60克　冰片100克

【適應證】各種疣。

【製用方法】共研細末。酒醋各半調和如稀泥，外塗患處，1日3次。

第三章

婦　科

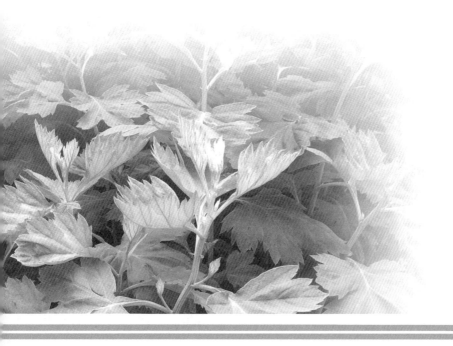

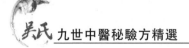

 # 月經不調

驗方一

【方名】吳氏種子丹。

【藥物組成】明亮雄黃（純紅一毫無清色者）90克　人參90克　沉香90克

【適應證】月經不調，經閉量少，宮寒帶下，體虛神昏，無子得子，有孕必男，大驗。

【製用方法】研為細末，待月經至時，取藥末2克，用黃酒送下，每日一服，經止即停服，連續如此3個月。

驗方二

【藥物組成】香附子1000克（分為5份，每份200克；1份用紅花100克　煎汁浸泡54小時；1份用3歲以下男童便浸泡54小時；1份用老白酒浸泡54小時；1份用陳年米醋浸泡54小時；1份用鹽水浸泡54小時；1日一換，浸透後各取出炒，微焦，研末備用）　益母草200克（去葉酒蒸，曬乾為末）　蘄艾葉45克（醋炒搗如綿，以黃米粉薄糊拌透，曬研細末）　阿膠75克（面炒成珠，研末）　全當歸150克（酒浸炒曬乾）　川芎120克（酒洗，曬乾）　熟地150克（九蒸九曬）　杭白芍120克（酒炒）　白朮85克（灶心土炒）　延胡索85克（鹽水炒）　條黃芩85克（酒炒）　牛膝85克（酒洗，蒸熟）　陳皮65克　木香15克　茯苓125克　炙甘草20克　砂仁20克（去殼）　丹皮75克（酒洗，蒸）

【製用方法】上藥共研細末，醋糊為丸，每丸重12

克，每次服1丸，1日3次，清湯下。

驗方三

【**藥物組成**】醋柴胡9克　酒白芍10克　丹皮10克　女
貞子12克　旱蓮草10克　白茅根12克　麥冬10克　地骨皮10克
香附子30克（醋炒）　地榆10克　茜草10克　苧麻根10克

【**適應證**】適用於月經先期，經量血多或非月經期出
血。

【**製用方法**】上藥水煎服，1日1劑，1日3次。

驗方四

【**藥物組成**】當歸身15克（酒炒）　川芎15克　白芍（酒
炒）15克　熟地黃15克　太子參15克　烏賊骨15克　川斷12克
香附子15克　元胡15克（醋炒）

【**適應證**】適應於月經量多，先期不定，腹痛氣短，
乏力等。

【**製用方法**】上藥水煎服，1日1劑，分3次。

驗方五

【**藥物組成**】香附子10克　當歸30克　酒白芍12克　柴
胡7克　黃芩6克　川芎30克　熟地黃15克　薑半夏4克　人
參5克　麥冬5克　甘草2克　小茴香3克　沉香3克　紅花10克
月季花10克

【**適應證**】適應於月經3個月以上不行，臉色青黃，
納食少，寒熱往來，四肢困倦，頭痛目眩，腹疼結塊，五

心煩熱，嘔吐膨脹，誤食生冷等。

【製用方法】 上藥水煎服，1日1劑，分3次服。

驗方六

【藥物組成】 香附子8克　酒洗當歸12克　熟地黃12克 鹿茸8克（醋炙）　酒白芍8克　人參5克　雲茯苓5克　白朮9克 鹽吳茱萸5克　延胡索10克　川芎9克　砂仁4克　陳皮4克 酒炒小茴4克　沉香3克　炙黃蓍15克　阿膠30克（另包烊 化）　肉桂3克　甘草3克　生薑3片

【適應證】 適用於月經不調，赤白帶下或如梅汁淋漓 成片，甚則數月不通，潮熱咳嗽，納食少，四肢倦怠，骨 蒸，五心煩熱，頭暈等。

【製用方法】 上藥水煎內服，1日1劑，分3次服。

【加減變化】 盜汗或汗出不止者，加炒酸棗仁20克、 白薇10克、五味子30克、炙黃蓍重用至30克；咳嗽加杏 仁10克、五味子10克、法半夏10克、桔梗10克；骨蒸、 五心煩熱者加麥冬15克、玄參10克、胡黃連6克；潮熱 者，加銀柴胡9克、黃芩9克。

驗方七

【藥物組成】 香附子16克　全當歸9克　酒白芍9克　熟 地黃15克　川芎15克　炙黃蓍15克　雲茯苓14克　白朮14克 黃蓍14克　元胡14克　陳皮4克　砂仁3克　阿膠30克　沉香 3克（另包研末沖服）　吳茱萸3克　甘草3克　生薑3片　羌活3克

【適應證】 適用於月經不調，行經腹痛，小腹冷，白帶

多且如腦髓，面色萎黃，四肢無力，頭暈目眩，納食少等。

【製用方法】上藥水煎服，1日1劑，分3次。

【加減變化】咳嗽加杏仁16克、五味子16克；肚腹痛加枳殼9克、乾漆（炒至無煙）6克，重用元胡25克；氣急加半夏5克、蘇子5克。

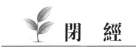

閉　經

驗方一

【藥物組成】桃仁15克　月季花10克　當歸尾30克　丹皮10克　土鱉蟲10克　澤蘭10克　劉寄奴10克　牛膝50克　柴胡50克　大黃8克　紅花30克

【適應證】月經不通，久閉。

【製用方法】上藥水煎服，1日1劑，1日3次服。適用於體健肥胖者。

驗方二

【藥物組成】紫石英15克　龍齒30克　白石英15克（打碎先煎）　丹參25克　川芎15克　草河車15克　琥珀10克（研末沖服）　鬱金30克　柏子仁15克（炒去油）　合歡花10克　卷柏12克　麥冬10克　香附子30克　淮小麥35克

【適應證】適用於因情志抑鬱而致的心煩易怒、口乾咽燥、大便乾結、夜寐不寧的繼發性閉經。

【製用方法】上藥水煎服，1日1劑，1日3次。

驗方三

【藥物組成】熟地黃30克　麥冬15克　吳茱萸15克　赤芍15克　桃仁10克　川芎30克　紅花10克　三棱9克　莪朮9克　蘇木9克　續斷15克　益母草10克　黨參21克　香附子（酒、醋、童便製各15克）　月季花10克

【適應證】適用於月經數月不通，精神抑鬱，煩躁易怒，胸脅脹滿，小腹脹痛拒按，舌質紫黯有瘀點，脈沉弦澀。

【製用方法】上藥水煎服，1日3次，1日1劑。

習慣性流産

驗方一

【藥物組成】菟絲子12克（酒炒）　炒杜仲15克　炒續斷12克　生地黃10克　紫蘇梗10克　桑寄生12克　炒扁豆9克　黨參30克　山茱萸90克　茯苓12克　炒白朮25克　苧麻根15克　山藥15克　熟地黃25克　炒白芍18克　炙甘草5克　枸杞子9克

【適應證】適用於習慣性流產，腰痛，小腹墜痛，舌質淡或有齒痕，苔薄，脈沉弱無力等。

【製用方法】上藥水煎服，1日1劑，分3次服。

【加減變化】畏寒肢冷，小腹發涼者，加製黑附片20克、肉桂10克；嘔吐噁心者，加竹茹9克、陳皮9克、炮生薑9克；胸悶納差者，加陳皮9克、砂仁9克；小腹下墜者，加升麻9克（酒炒）、柴胡6克；小腹掣痛或陣發性劇痛者，加元胡60克（醋炒），重用白芍、甘草；小腹脹痛者，加枳實9克；胎動下血者，加阿膠35克（烊化）、

旱蓮草15克、側柏炭9克、棕櫚炭9克；口乾咽燥，舌紅苔黃者，去黨參，加太子參30克、麥冬9克、花粉6克、黃芩6克。

驗方二

【藥物組成】白朮35克（糯米麵加水拌白朮蒸熟）　人參30克（另煎兌服）　阿膠38克（烊化）　桑寄生15克　茯苓15克　補骨脂15克　菟絲子15克（酒炒）　炒續斷15克　炒杜仲15克　枸杞子15克　棉花根10克　艾葉3克　黃芩9克　懷山藥35克　紫石英20克　覆盆子10克　杭白芍6克　炙甘草3克

【製用方法】上藥水煎內服，1日1劑，分3次服。

【加減變化】胎漏下血者，重用阿膠，加血餘炭、艾葉炭10克、生地炭30克；氣虛者，加升麻9克、黃蓍30克；消化不良者，加大棗10枚、砂仁6克；白帶多者，加芡實30克、海螵蛸20克；血虛腹痛者，加全當歸20克、黃蓍60克、白朮25克；下墜者，加升麻9克、柴胡6克。

【療效】特注：本方係吳氏家傳秘方，已應用近200年，療效神奇，百發百中。

驗方三

【藥物組成】人參30克　白朮25克　橘紅25克　香附子25克　烏藥25克　甘草5克　生薑5片黃蓍15克　雲茯苓12克

【適應證】保胎。

【製用方法】上藥水煎服，1日1劑，分3次溫服。

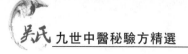
 ## 先兆流產

驗　方

【藥物組成】梔子仁9克　雲茯苓20克　竹葉3克　防風8克　麥冬25克　黃芩9克　苧麻根10克

【製用方法】上藥水煎溫服，1日1劑，分3次。

 ## 妊娠嘔吐

驗　方

【藥物組成】當歸9克　酒白芍9克　白朮9克　茯苓9克陳皮9克　藿香9克　砂仁9克　炒神麴9克　法半夏9克　炒香附子9克　生薑3片甘草5克

【適應證】妊娠嘔吐。

【製用方法】上藥水煎服，1日1劑，分3次。

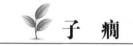 ## 子　癇

驗　方

【藥物組成】酒當歸9克　川芎6克　防風7克　獨活6克茯苓8克　五加皮5克　薏苡仁6克　炒酸棗仁6克　杏仁8克木香3克　甘草3克　羚羊角6克（研末沖服）　生薑3片

【適應證】適應於妊娠痰涎潮湧，目睜口噤，不省人事。

【製用方法】上藥水煎內服，1日1劑，分3次服用。

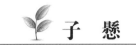

子　懸

驗　方

【**藥物組成**】酒洗當歸10克　川芎6克　酒炒白芍12克 人參10克　紫蘇8克　陳皮15克　大腹皮9克　生薑5片　蔥白 3段　甘草5克

【**適應證**】適應於妊娠心胃連痛，胎氣不和，心腹脹 滿疼痛或臨產驚恐氣結，產下困難等。

【**製用方法**】上藥水煎服，1日1劑，分3次服。

【**加減變化**】腹痛加香附子6克、木香4克；咳嗽加 炒枳殼5克、桑白皮6克；煩熱加黃芩6克；嘔吐加砂仁4 克；泄瀉加白朮12克、茯苓10克；感冒加羌活、麻黃各6 克；傷食加炒山楂8克、香附子6克；怒氣者加香附子、 烏藥各6克。

妊娠浮腫

驗　方

【**藥物組成**】茯苓30克　當歸9克　川芎7克　炒白芍9 克　熟地黃12克　炒白朮18克　澤瀉8克　子黃芩8克　炒梔 子8克　薑厚朴8克　麥冬9克　甘草3克

【**適應證**】妊娠浮腫

【**製用方法**】上藥水煎服，1日1劑，分3次服。

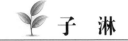
子　淋

驗　方

【藥物組成】麥冬15克　赤茯苓10克　大腹皮10克　木通5克　甘草3克　淡竹葉6克

【適應證】適用於妊娠小便澀痛頻數。

【製用方法】上藥水煎服，1日1劑，分3次服。

妊娠小便不通

驗方一

【藥物組成】冬葵子25克　炒梔子25克　木通3克　赤茯苓12克

【適應證】妊娠小便不通。

【製用方法】上藥水煎服，1日1劑，分3次服，以通為度，不可久服。

驗方二

【藥物組成】冬葵子、滑石、梔子各等分

【適應證】妊娠小便不通。

【製用方法】共研細末，田螺肉15個，共搗爛如泥，加生薑汁少許調勻，外貼肚臍，立通，以通為度，不可久貼。

妊娠傷寒

驗方一

【**藥物組成**】紫蘇10克　陳皮8克　香附子8克　川芎6克
白芷6克　甘草5克　蔥白2段　生薑3片

【**適應證**】妊娠傷寒感冒，四肢酸痛。

【**製用方法**】上藥水煎服，1日1劑，分3次服。

驗方二

【**藥物組成**】當歸身20克　川芎12克　白芍12克　熟地
黃12克

【**適應證**】妊娠傷寒感冒諸症。

【**製用方法**】上藥水煎溫服。1日1劑，1日3次。

【**加減變化**】傷寒頭痛發燒無汗，脈浮緊者，加麻黃
6克、細辛3克；傷寒中風，表虛自汗，頭痛項強，發熱
惡寒，脈浮弱者，加黃蓍15克、地骨皮15克；中風濕肢
體關節煩疼，脈浮而熱，頭痛者，加防風10克、蒼朮10
克；傷寒胸膈滿痛，脈弦者，加柴胡12克、黃芩10克；
傷寒大便秘結，小便赤，氣滿而脈沉數者，加生大黃8
克，桃仁6克（麩炒）；傷寒小便不利者，加茯苓15克、
澤瀉9克；傷寒小便赤如血色者，加琥珀6克（研末沖
服），茯苓12克；傷寒四肢拘急，身冷微汗，腹痛脈沉而
遲者，加附子6克，肉桂3克；傷寒蓄血症者，加生地黃
18克、酒大黃8克；傷寒發熱大渴，脈長而大者，加石膏

30克，知母12克；傷寒發表後溫毒發斑者，加升麻12克、連翹15克；傷寒下後咳嗽不止者，加五味子10克、人參9克；傷寒下後虛弱腹脹痞滿者，加厚朴9克（薑汁炒）、炒枳實9克；

傷寒不得眠者，加梔子9克、黃芩9克；傷寒發汗後血漏不止，胎氣渴者，加阿膠15克（烊化服）、炙甘草9克、黃耆15克；傷寒頭痛重，大小便通暢，腹中痛，脈浮者，去地黃；傷寒大小便利通，腹中痛，飲食不下，脈沉者，去地黃、川芎，加白朮12克、炙甘草6克、茯苓10克、黃芩9克；傷寒頭痛項強，身熱口乾，胸脅痛者，加柴胡10克、前胡10克、人參10克、甘草5克。

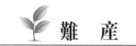

難　產

驗方一

【藥物組成】當歸10克　川芎10克　槐枝50克　炒枳殼10克　紫蘇4克　香附子15克（炒）　火麻仁25克　大腹皮8克（薑汁炒）　牛膝150克　通草75克　瞿麥75克　甘草4克

【適應證】催生。

【製用方法】上藥水煎，臨產時溫服，每次100毫升，每1小時服1次。

驗方二

【方名】保產散。

【藥物組成】炙荷葉45克　棕皮灰50克　延胡索45克

全當歸45克（酒洗）　赤芍45克　白芍45克　五靈脂45克　蒲黃45克　生熟地黃45克　炒香附子45克　炮乾薑45克　沉香25克　製乳香25克　大黑豆25克　莪朮25克　紅花25克　炙甘草25克　丹參25克　澤蘭25克

【適應證】胞衣不下、難產之氣血攻心，眩暈噁心，嘔吐不食，肢體冷痛，口角流沫，崩漏，寒熱往來，心煩狂躁，言語錯亂，腹痛瀉痢等。

【製用方法】上藥共研細末，每次服10克，1日3次，以黃酒、白酒、童便各等分沖服。

驗方三

【方名】保產湯。

【藥物組成】全當歸18克（酒洗）　炒川芎7克　酒白芍7克　熟地黃7克　炒白朮9克　炙甘草3克　雲茯苓7克　陳皮5克　乾薑4克（炒焦）　香附子10克（3歲內男童便浸24小時後炒乾）　大棗2枚　生薑3片

【適應證】適用於產後諸症，以治本固元大補氣血為主。

【加減變化】失血過多，氣虛者，重用川芎、當歸、乾薑，加人參6克；胸膈脹滿者，加枳實（麩炒）、砂仁、薑厚朴、山楂各6克；兩脅痛者，加青皮、肉桂各5克；小腹陣痛者，加元胡9克、桃仁6克、紅花6克、蘇木6克、三棱4克、莪朮4克；出汗者，加炙黃蓍10克、炒酸棗仁8克；口乾苦者，加麥冬9克；不發熱而小腹痛不可忍者，以桃仁25克，搗爛，用韭菜汁、白酒沖服；惡露不行者，加益母草12克、牡丹皮6克、桃仁6克、童便，白

酒少許同煎服；吐痰者，加半夏、貝母各9克；咳嗽不止者，加北五味4克、桑白皮7克；氣惱者，加烏藥8克；昏憒口噤不語者，加荊芥穗9克。

【製用方法】上藥水煎內服，1日3次，1日1劑。

產後厭食症

驗　方

【方名】健脾湯。

【藥物組成】炒八月札6克　蒼朮7克（米泔水浸一天炒乾）　陳皮5克　薑厚朴8克　砂仁8克　焦三仙16克　乾薑4克（炒焦）　炙甘草4克　生薑3片

【適應證】適用於產後不思飲食，時有寒熱發作，停食，胸膈脹悶等。

【加減變化】泄瀉者，加白朮12克、茯苓12克、芡實12克；大便不通者，加桃仁8克、紅花8克；小便閉塞者，加大腹皮15克、車前子12克。

【製用方法】上藥水煎服，1日1劑，分3次。

產後汗多症

驗　方

【藥物組成】當歸35克　人參35克　黃耆50克　茯神30克炒酸棗仁12克　糯米25克　五味子35克

【適應證】產後盜汗、自汗、潮熱、失眠乏力。

【製用方法】上藥水煎服，1日1劑，分3次服。

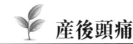

產後頭痛

驗　方

【藥物組成】冬桑葉15克　炙黃耆15克　人參15克　炒白朮15克　陳皮12克　當歸18克　升麻10克　柴胡9克　細辛3克　蔓荊子12克　川芎15克　藁本15克　白芷9克　甘草3克　生薑3片

【適應證】產後頭痛。

【製用方法】上藥水煎服，1日1劑，分3次服。

產後呃逆嘔吐

驗　方

【藥物組成】陳皮15克（去白）　白豆蔻25克　丁香25克　法半夏25克　砂仁10克

【適應證】產後呃逆，噁心嘔吐。

【製用方法】上藥共研細末，以人參10克、桃仁10克，煎湯沖服藥粉，每次3～5克，1日3次。

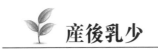

產後乳少

驗方一

【藥物組成】木通3克　通草6克　炮山甲3克　王不留

行3克　石膏20克　豬前蹄1隻

【適應證】產後乳少。

【製用方法】上藥共煮爛，喝湯吃肉，日量不限。

驗方二

【藥物組成】炒黑芝麻50克　漏蘆5克　通草5克　貝母10克

【適應證】產後乳少。

【製用方法】上藥共研細末，取豬前蹄1隻，酒水各半，煎湯沖服藥粉，每次5～10克，1日1～2次。

【禁忌】禁用鹽。

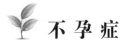

不 孕 症

驗方一

【藥物組成】柴胡6克　白芍10克　益母草15克（酒炒）　赤芍10克　澤蘭10克　雞血藤10克　黨參9克　懷牛膝10克　菟絲子12克（酒炒）　覆盆子12克　酒當歸10克　女貞子12克（鹽炒）　生蒲黃10克　枸杞子12克　蘇木10克　劉寄奴10克　炒香附子10克

【適應證】適應於因月經錯後、量少，閉經，不排卵或卵巢功能不良所致的不孕症。

【製用方法】月經第一天開始連服3至5劑；月經第13天開始連服3至5劑；如果月經不通、後錯、量少，則服藥3劑，停藥7天，再服3劑，如此反覆，如果體溫連續

上升 12～18 天，有可能是懷孕，則停服，並服保胎藥，以防流產。

【加減變化】濕熱下注者，加炒知母 6 克、草河車 10 克、雞冠花 10 克、黃柏 6 克、椿根皮 10 克、敗醬草 12 克；腹寒肢冷者，加桂枝 9 克、肉桂 3 克、橘核 10 克、荔核 10 克、吳茱萸 6 克；陰虛火旺者，加地骨皮 10 克、青蒿 10 克、生地 10 克、元參 10 克、知母 6 克；心煩胸悶、乳脹者，加青皮 10 克、橘葉 6 克、王不留行 10 克、香附子 10 克、木香 10 克、鬱金 6 克；

閉經日久者，加歸尾 12 克、桃仁 10 克、紅花 10 克、茜草 10 克、三棱 10 克、莪朮 10 克；性慾減退者，加仙茅 10 克、仙靈脾 10 克、大雲 15 克、山茱萸 15 克、菟絲子 10 克（酒炒）、鹿角片 10 克；痛經腹脹者，加川楝子 6 克、元胡 6 克、香附子 12 克、木香 6 克、佛手 6 克；食少浮腫者，加白朮 9 克、扁豆 9 克、雲苓 9 克、焦三仙各 10 克、白蔻 6 克；肥胖者，加澤瀉 12 克、茯苓 12 克、半夏 10 克、陳皮 10 克、山楂 15 克；失眠健忘者，加炙遠志肉 10 克、炒酸棗仁 15 克、茯神 30 克、製首烏 15 克。

驗方二

【藥物組成】柴胡 10 克　枳實 15 克　赤芍 15 克　甘草 10 克　丹參 30 克　炙穿山甲 15 克（研末沖服）　紅花 20 克　路路通 15 克　懷牛膝 10 克　石楠葉 10 克

【適應證】適用於輸卵管阻塞不通而致的不孕症。

【製用方法】上藥水煎服，1 日 1 劑，分 3 次服。

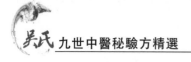

【加減變化】肝鬱氣滯者，加香附子15克、蟲12克；肝鬱血瘀者，加當歸30克、製水蛭10克；肝鬱痰濕者，加昆布12克、白芥子12克；瘀溫互結者，加黃蓍30克、龍葵12克、蒼朮6克；

附件增厚，伴炎症，壓痛明顯者，或輸卵管積水者，加蒲公英20克、七葉一枝花15克、半邊蓮15克、荔枝核30克、通草6克；輸卵管結核者，加夏枯草12克、蜈蚣3條；氣血不足，月經過少，色淡乏力者，加黨參20克、歸身20克；腎虛腰痛，畏寒肢冷者，加仙茅12克、製黑附片12克、仙靈脾10克、紫河車12克（研末沖服）。

驗方三

【方名】吳氏種子丸。

【藥物組成】全當歸175克（酒浸24小時，陰乾）　炒川芎75克　酒炒白芍55克　熟地黃90克　茯苓45克　茯神45克　陳皮45克　炙穿山甲75克　香附子250克（酒、醋、童便炒各50克，乾炒50克）　炒吳茱萸45克　元胡45克　牡丹皮45克　製益母草150克　艾葉45克　阿膠珠125克　炒白朮85克　黃芩50克（酒炒）　小茴香50克（青鹽水炒25克、酒炒25克）　川續斷65克（酒洗炒）　麥冬50克　丹參45克　砂仁25克　澤蘭45克　桃仁45克　紅花45克　紫河車1具　鹿茸45克　海馬75克　龜板75克　鱉甲75克　枸杞子75克　山茱萸75克　覆盆子45克　沉香15克　炙甘草25克　肉蓯蓉25克

【適應證】男女不孕不育症。

【製用方法】上藥共研細末，煉蜜為丸，每丸重12克，

每次1丸，每日3次。

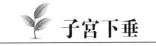

子宮下垂

驗方一

【**藥物組成**】人參25克　炙黃蓍15克　陳皮10克　茯苓12克　柴胡8克　升麻9克（酒炒）　芡實20克　當歸15克（酒炒）　炒山藥15克　炒白朮25克　紫河車1具（研末沖服）

【**適應證**】子宮下垂症。

【**製用方法**】上藥水煎分3次服，1日1劑。

驗方二

【**藥物組成**】人參45克　紫河車1具　阿膠25克　海馬25克　鹿茸20克　黑螞蟻25克　菟絲子25克（酒炒）　柴胡25克　升麻45克（酒炒）　當歸身30克　炙黃蓍150克　炒山藥75克

【**適應證**】子宮下垂症。

【**製用方法**】上藥共研細末，煉蜜為丸，每丸重9克，每次服1丸，1日3次。

驗方三

【**藥物組成**】麝香1克　艾葉50克　肉桂25克　細辛15克　丁香15克　海馬50克

【**適應證**】子宮下垂症。

【**製用方法**】上藥共研極細末，以蔥白搗汁和勻如乾泥狀，外貼肚臍，冬天每7天更換1次，夏天每3天換1次。

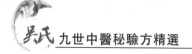

更年期綜合徵

驗方一

【藥物組成】玄參10克　麥冬7克　丹參10克　梔子4克　黨參12克　天冬6克　鬱金30克　炒酸棗仁20克　龍骨15克　牡蠣15克　五味子10克　烏梅10克　遠志肉30克　當歸15克　白芍10克

【適應證】適用於症見頭暈頭痛，焦慮煩躁，心悸抑鬱，失眠多夢，健忘，多汗，口乾，食慾減退，腹脅腰腿痛，精神倦怠，四肢無力，舌紅苔少，脈弦細等。

【製用方法】上藥水煎服，1日1劑，分3次服。

驗方二

【藥物組成】桑葉10克　黃連4克　竹葉3克　麥冬15克　白芍15克　炒酸棗仁12克　玄參10克　龍骨30克　丹參15克　白薇15克　鬱金19克　梔子3克　茯神15克

【適應證】適用於轟熱汗出，心煩易怒，口乾，失眠，心慌心悸，情緒不穩等。

【製用方法】上藥水煎服，1日1劑，分3次服。

驗方三

【藥物組成】鬱金30克　梔子10克（酒炒）　香附子15克（醋炒）　三棱10克　莪朮10克　丹參50克　大黃9克　肉蓯蓉10克　巴戟天肉10克

【**適應證**】適用於特發性水腫、高血脂、甲狀腺功能減退、冠心病，肢體瘀胖，早晨面部腫脹，手瘀腫而無力，胸脅滿悶，心慌氣短，腰腿酸困，易怒善悲，五心煩熱，面部烘熱，煩躁多汗，頭暈耳鳴，月經失調，性慾減退，脈沉細澀並有弦滑之象，舌質淡胖，苔白膩，或微黃。

【**加減變化**】脅肋脹痛，煩躁易怒，腹脹噯氣者，加柴胡25克、白芍25克、青皮9克、佛手10克；脾胃虛寒、大便溏瀉者，去大黃，加桂枝6克、芡實9克；瘀腫甚，濕氣重者，加山藥9克、薏苡仁25克、茯苓15克、澤瀉10克；神疲胸悶、心悸氣短者，加黨參15克、麥冬12克、五味子10克；心悸怔忡、失眠健忘者，加炒柏子仁10克、炒酸棗仁15克、製首烏15克、燈芯9克、龍眼肉10克；脘腹脹悶，納食減少，嘈雜噯氣者，加砂仁10克、炒麥芽15克、生穀芽15克、雞內金12克；頭暈目眩，血壓偏高者，加夏枯草15克、珍珠母15克、白芍15克、川芎9克、製白附子3克；五心煩熱，顏面潮紅，煩躁出汗者，加知母15克、炒黃柏9克、銀柴胡9克；行經腹痛，經下瘀血，舌有瘀斑者，加澤蘭15克、川牛膝12克、桃仁9克、紅花20克、赤芍9克、元胡30克。

【**製用方法**】上藥水煎服，1日1劑，分3次服。

驗方四

【**藥物組成**】太子參30克　沙參20克　熟地黃20克　淮山藥15克　枸杞子15克　菟絲子15克（酒蒸）　五味子10克　女貞子10克（鹽水炒）　桑葚子10克　芫蔚子15克　覆盆子15克

全當歸9克　夜交藤15克　炒柏子仁10克

【適應證】適用於月經異常（經期量不規則），頭暈耳鳴，健忘失眠，情志不舒，煩躁易怒，心悸多夢，精神不佳，倦怠無力，面部浮腫，手足心熱，汗多口乾，尿頻便溏等。

【製用方法】上藥水煎服，1日1劑，分3次服。

【加減變化】肝腎陰虛者，去當歸、五味子、菟絲子，加石決明15克、珍珠母15克、旱蓮草20克、夏枯球15克，麥冬30克、知母21克、龜板25克；偏陽虛者，去茺蔚子、柏子仁，加山茱萸15克、製黑附片18克、肉桂3克；心腎不交，夜不得寧者，加炙遠志肉20克、朱砂（沖服）10克。

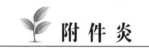

附件炎

驗方一

【藥物組成】土茯苓60克　半邊蓮30克　白花蛇舌草30克　山藥15克　白芍20克　人參15克　生黃蓍15克　炙黃蓍15克　鹿角片30克　龜板15克　龍骨30克　牡蠣30克　升麻3克　五倍子15克　白朮60克　澤瀉10克　女貞子20克　烏賊骨25克

【適應證】適用於脾腎兩虛型白帶，久治不癒，症見帶下清冷量多，質稀薄或如錦絲狀，終日淋漓不斷，伴小便清長，夜尿多，腰酸，舌淡，脈沉細。

【製用方法】上藥水煎服，1日1劑，分3次服。

【加減變化】月經先期者，加當歸15克、黃芩9克、

黃連6克；月經後期者，加香附子12克、丹參12克；有瘀血者，加桃仁15克、紅花15克，寒濕重者，加製黑附子10克、肉桂3克、芡實30克。

驗方二

【藥物組成】土茯苓60克　雞血藤20克　萆薢20克　忍冬藤20克　薏苡仁30克　木瓜6克　丹參15克　車前草12克　益母草10克　甘草6克　敗醬草20克　蒲公英10克

【適應證】適用於濕熱下行蘊結，帶下量多，色白或黃，質稠穢濁，陰道灼痛或辣痛、發癢、宮頸紅腫或糜爛、小腹脹痛、腰酸腿軟等。

【製用方法】上藥水煎服，1日3次，每日1劑。

【加減變化】腰腿酸痛，小腹墜脹而痛者，加骨碎補10克、續斷10克、杜仲10克、桑寄生15克、升麻3克；性交則陰道脹疼出血者，加赤芍15克、地骨皮10克、丹皮10克、三七9克（研末沖服）；陰道瘙癢者，加白鮮皮12克、苦參10克、地膚子10克、蒼耳子10克；陰道腫脹辣痛者，加紫花地丁25克、七葉一枝花20克；

帶下量多，色黃質稠，穢如膿者，加馬鞭草15克、魚腥草15克、黃柏10克；帶下色白，質稀如水者，去忍冬藤、車前草，加炒補骨脂15克、桑螵蛸10克、白朮12克、炒扁豆9克；帶下夾血者，加海螵蛸10克、茜草10克、大薊10克；帶下量多無臭穢，伴癢者，加檳榔10克、蛇床子12克；發熱口渴者，加花粉10克、野菊花15克、連翹30克、滑石10克。

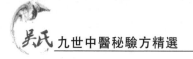

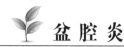

盆腔炎

驗方一

【藥物組成】柴胡6克　當歸9克　酒炒白芍12克　元胡19克　紅藤15克　金銀花60克　川棟子9克　鳳尾草30克　白花蛇舌草30克

【適應證】適用於氣血不調，慢性盆腔炎及月經不調、痛經、帶下、不孕、癥瘕等。

【製用方法】上藥水煎內服，1日1劑，分3次服。

【加減變化】腹部有腫塊伴疼者，加三棱12克、莪朮12克、散血丹12克；帶下血多或白帶黃者，加車前草30克、椿根皮10克、墓頭回10克、黃柏10克；氣滯甚者，加八月札30克、烏藥15克、枳殼15克、青皮15克、橘葉10克；乳房腫塊加路路通30克、重樓15克；熱甚者，加天花粉15克、丹皮18克、桃仁12克；月經量多者，加槐花10克、側柏炭10克、芡實12克；氣血虛弱，病久者，加黃耆25克、黨參10克。

驗方二

【藥物組成】敗醬草30克　鳳尾草30克　紫花地丁30克　赤芍15克　蒲公英30克　野菊花30克　黃連12克　金櫻子12克　元胡10克　丹皮10克　川棟子12克

【適應證】適用於急性盆腔炎。

【製用方法】上藥水煎服，1日1劑，分3次服。

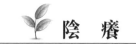

陰 癢

驗方一

【**藥物組成**】茯苓10克　土茯苓60克　女貞子15克（鹽水炒）　生薏苡仁60克　澤瀉10克　紫草15克　翻白草10克　旱蓮草15克　生何首烏12克　山茱萸12克　白芍12克（酒炒）　赤芍10克　炙龜板20克（先煎）　全當歸30克　覆盆子10克　地膚子20克

【**適應證**】陰癢。

【**製用方法**】上藥水煎服，1日1劑，分3次服。

驗方二

【**藥物組成**】蒼朮30克　黃柏10克　黃連10克　蛇床子10克　荊芥10克　地膚子10克　花椒10克　硫黃30克（搗碎後放）　仙靈脾10克

【**適應證**】陰癢。

【**製用方法**】上藥煎汁，外洗，每日3次。

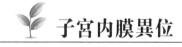

子宮內膜異位

驗 方

【**藥物組成**】覆盆子30克　醋元胡30克　柴胡12克　當歸15克　甘草3克　山茱萸12克　白朮10克　白芍15克　赤芍15克　丹皮10克　香附子15克　白芥子10克　黃精10克　膽

南星 10 克　鬱金 15 克　陳皮 10 克　大黃 9 克　青皮 10 克　血竭 7 克（另研末沖服）　九香蟲 10 克　鱉甲 18 克　三棱 10 克　莪朮 10 克

【適應證】適用於腹痛劇烈，月經量多，經期延長，肛門墜脹，不孕，兩乳脹，舌質紫暗，脈象沉細等。

【製用方法】上藥水煎服，1 日 1 劑，分 3 次服。

【加減變化】加減：子宮寒滯者，去丹皮，加艾葉 10 克、炮乾薑 15 克、肉桂 10 克；肝熱熾盛者，加梔子 9 克、黃芩 9 克、夏枯草 10 克、茵陳 10 克；氣滯甚者，重用香附子、鬱金，加木香 9 克；氣血兩虛者，加黨參 30 克、炙黃蓍 20 克、阿膠 25 克（烊化）、五味子 12 克。

乳腺炎、乳腺增生

驗方一

【藥物組成】柴胡 15 克　當歸尾 20 克（酒炒）　重樓 15 克　白芍 9 克　焦白朮 9 克　茯苓 9 克　丹皮 9 克　蒲公英 10 克　白花蛇舌草 30 克　夏枯球 10 克　生山梔 9 克　旱蓮草 15 克

【適應證】適用於乳腺炎、增生、導管擴張症，大導管乳頭狀瘤所致的乳頭溢液症。

【製用方法】上藥水煎服，1 日 1 劑，分 3 次服。

【加減變化】大導管乳頭狀瘤者，重用白花蛇舌草至 60 克、急性子 9 克、黃藥子 12 克（有肝病者禁用）；囊性增生病者，加仙靈脾 12 克、鎖陽 12 克、菟絲子 12 克；溢液色淡黃者，加薏苡仁 25 克、澤瀉 9 克；溢液色鮮紅或紫

黑者，加龍膽草6克、仙鶴草60克、紫花地丁30克。

驗方二

【**藥物組成**】金銀花60克　蒲公英30克　七葉一枝花15克
紫花地丁30克　赤芍10克　全瓜蔞12克　紫背天葵子15克
連翹10克　當歸10克　青皮10克　橘葉6克　浙貝母15克　柴
胡3克　板藍根30克　甘草3克

【**適應證**】適用於急性乳腺炎。

【**製用方法**】上藥水煎服，1日1劑，分3次溫服。

驗方三

【**藥物組成**】丹參30克　蒲公英15克　橘葉6克　青皮6克
柴胡60克　三棱9克　莪朮9克　歸尾12克　赤芍30克　鬱金
60克　山甲珠9克　玄參30克　海藻10克　昆布10克　夏枯草
15克　浙貝母12克　砂仁6克

【**適應證**】適用於肝鬱血滯、痰熱互結型乳腺增生及
前列腺增生、腫塊等。

【**製用方法**】上藥水煎服，1日1劑，分3次服。

【**加減變化**】氣虛者，加人參9克、黃耆30克；前列腺
增生者，加懷牛膝30克、生牡蠣30克、紫背天葵子20克。

驗方四

【**藥物組成**】鹿角膠15克　桔梗30克　浙貝母18克　馬
戟15克　七葉一枝花15克　王不留行12克　當歸12克　玄參
18克　炙穿山甲30克（研末沖服）　青皮10克　陳皮10克　香

附子 10 克　鬱金 10 克　柴胡 6 克　全蠍 8 克　甘草 3 克　守宮 30 克　三棱 15 克　莪朮 15 克　白芍 15 克

【適應證】適用於青壯年女性體質強盛者的乳腺增生、乳腺纖維瘤、乳腺癌等。

【製用方法】上藥水煎服，1 日 1 劑，分 3 次服。

【加減變化】氣血虛弱，食少便溏，體倦乏力者，加人參 20 克、白朮 25 克、茯苓 15 克、黃蓍 15 克。

驗方五

【藥物組成】香附子 30 克　九龍膽 30 克　土鱉蟲 30 克橘葉 30 克　桃仁 30 克　紅花 30 克　七葉一枝花 30 克　冰片 60 克三棱 30 克　莪朮 30 克　黃連 30 克　牛黃 10 克　麝香 3 克　三七 30 克　大黃 30 克　赤芍 60 克　血竭 10 克

【適應證】適用於乳腺增生、乳腺癌等。

【製用方法】上藥共研細末，以水、醋各半，搗如泥，外貼，每 24 小時換一次。

驗方六

【藥物組成】紫河車 30 克（研末沖服）　龍膽草 15 克　黃芩 10 克　梔子 10 克　木通 10 克　當歸 10 克　生地 10 克　車前子 15 克（布包）　柴胡 10 克　百部 20 克　草河車 30 克　土茯苓 60 克　仙鶴草 60 克　甘草 5 克

【適應證】適用於滴蟲性和黴菌性陰道炎、外陰瘙癢。

【製用方法】上藥水煎服，1 日 1 劑，分 3 次服。

驗方七

【**藥物組成**】蛇床子30克　苦參60克　百部15克　川椒10克　明礬10克　地膚子20克　五倍子20克　白鮮皮20克　木槿皮30克　土茯苓30克　鶴虱30克　虎杖30克　黃柏30克

【**適應證**】適用於滴蟲性陰道炎及黴菌性陰道炎。

【**製用方法**】上藥水煎沸10～20分鐘後，趁熱薰洗，1日1～3次。

 # 附錄：逐月養胎保胎秘法

妊娠一月，飲食宜精熟美味，微食酸物，多食大麥，忌食腥辛之物，足厥陰肝脈養胎，不可針其經脈穴位。

妊娠二月，忌食辛燥，居住宜靜，勿驚嚇，勿同房，足少陽膽脈養胎，胞胎已初成，不可針其經脈。

妊娠三月，胎已始形，忌悲哀慮驚，多活動，常以玉石摩腹，手心脈養胎，不可針其經脈。

妊娠四月，胎兒開始吸收精氣以成血脈，宜食大米、魚類，以補益精血，通耳目，行經絡，手少陽脈養胎，不可針其經脈，不可過食及勞累，靜心定志以安胎矣。

妊娠五月，胎兒吸納火精以成精氣，宜早睡早起，多淋浴換衣，多食大米、高粱、牛肉、羊肉，以少許吳茱萸調和五味，以安定五臟，此月胎兒四肢已成，切勿過飽過饑，忌食乾燥，勿過度勞倦，足太陰脈養胎，不可針其經脈。

妊娠六月，胎兒吸納金精以成其筋骨，宜輕度勞動，多出遊，宜食飛鳥猛獸之肉，以成腠理與筋，養其力以堅

脊柱,足陽明脈養胎,不可針其經脈。

妊娠七月,胎兒吸納水精,以成其骨,宜多運動,勿不動而坐,坐則必燥,飲食勿寒冷,多食大米、高粱以養骨堅齒,此月胎兒皮毛已成,忌悲哭,洗浴,手太陰養其胎,不可針其經脈。

妊娠八月,胎兒吸納土精,以成皮革,宜平靜心和,勿動氣以光澤皮膚顏色,此月胎兒九竅已成,勿食燥物,勿亂吃食物與藥物,手陽明經脈養胎,不可針其經脈。

妊娠九月,胎兒吸納石精,以成皮毛,六腑百節,飲食宜甘美,是謂養皮毛生智力,此月胎兒百脈經絡已成,勿坐潮濕寒冷之處,足少陰脈養胎,不可針其經脈。

妊娠十月,胎兒五臟六腑齊通,納天地精氣,歸於丹田,神已具備,只待日而生,足太陽脈養胎,不可針其經脈。

附錄:孕婦飲食禁忌

雞肉合小米同食,令胎兒生寸白蟲;

食狗肉令兒啞;

鯉魚同雞肉食,令兒生瘡多瘡;

食兔肉令兒缺唇;

食羊肝令兒多厄難;

食龜肉令兒短頸;

鴨肉與桑葚子同食,令兒倒生、心寒;

食螃蟹橫生;

鱔魚同田雞同食，令兒聲啞；

食水漿，冷絕產無子；

雀肉合豆醬同食，令兒面生雀斑、黑塊；

食子薑，令兒多指、生瘡；

食雀肉飲酒，令兒多淫、無耳心；

食慈姑，消胎氣；

乾薑蒜雞，毒胎無益；

油膩難化，傷胎；

食山羊肉，兒多病；

無鱗魚，勿食；

菌有大毒，食之令兒瘋癇而夭；

食雀腦，令兒雀目。

第四章

兒　科

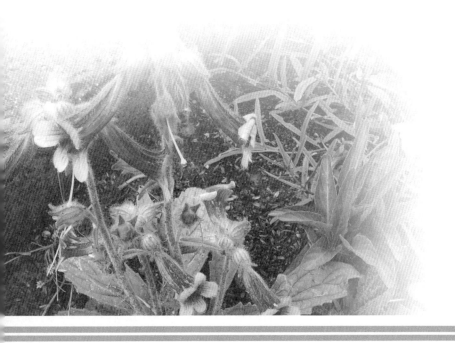

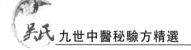

新生兒黃疸

驗方一

【藥物組成】川黃連2克　胡黃連2克　生地黃10克　生甘草1克　茵陳15克　當歸2克　天花粉3克

【適應證】初生兒黃疸。

【製用方法】上藥水煎汁，頻滴口中。

驗方二

【藥物組成】韭菜根鮮梔子各等分

【適應證】初生兒黃疸。

【製用方法】搗取汁，滴鼻內令流黃水，1日3次，即癒。

驗方三

【藥物組成】草皮紙1張（黃表紙也可）

【適應證】初生兒黃疸。

【製用方法】捲成如筆樣管筒，一頭用紙封緊，將黃蠟放在銅鍋內加熱溶化，把溶化的黃蠟塗在紙筒四周，置冷後，讓患兒仰臥，將蠟筒封過的一頭對準肚臍，以麵粉和勻如乾泥狀，把蠟筒固定在肚臍上，勿令動搖漏氣，再用火點燃臘筒，讓其燒至根部，在另換一根蠟筒，按前法固定燒之，直至肚臍中有黃水而止，每天1次，3天痊癒。

新生兒絕氣不啼

驗　方

【藥物組成】當年的新棉花。

【適應證】初生兒絕氣不啼。

【製用方法】急用新棉花裹暖後，把胞衣放入熱水中，並以熱水燒臍帶，室內加溫，直至生兒出聲有呼吸之後，再剪斷臍帶。如先剪斷臍帶則不治。

 ## 白膜包舌

驗　方

【藥物組成】枯礬少許

【適應證】初生兒白膜包舌。

【製用方法】急用指甲刮劃令破出血，以枯礬少許敷之。如不急治則啞。

 ## 新生兒撮口臍風

驗　方

【藥物組成】青鹽少許

【適應證】初生兒撮口臍風，齒根生有小泡。

【製用方法】如粟米狀，急以溫水蘸，用青鹽輕輕擦破，兒口即開便安，不必服藥。若臍風一成，必有青筋一

道上行，至肚部而兩岔，急灸筋頭三壯截住。若見兩岔，即灸兩岔三壯。遲則上行攻心，不治。

 ## 新生兒肚臍感染

驗　方

【藥物組成】爐甘石5克　血餘炭5克　孩兒茶5克　冰片5克

【適應證】初生兒肚臍感染。

【製用方法】共研細末，敷臍內，3天即癒。

 ## 小兒瘡毒

驗　方

【藥物組成】生胡桃肉50克　生甘草10克

【適應證】小兒瘡毒。

【製用方法】共搗爛如泥。以消毒棉布包之如乳頭樣，讓兒吮汁，日數次。

 ## 小兒夜啼不止

驗方一

【藥物組成】黑牽牛子5克　五倍子5克　朱砂1克

【適應證】小兒夜啼不止。

【製用方法】共研細末，用水調勻如泥，貼肚臍或雙

手心。立止。

驗方二

【**藥物組成**】燈芯6克　麥冬6克

【**適應證**】小兒夜啼不止。

【**製用方法**】水煎內服，1日3次，1日1劑。

 ## 小兒丹毒

驗　方

【**藥物組成**】鮮浮萍30克　水青苔30克

【**適應證**】小兒丹毒。

【**製用方法**】共搗取汁，調朴硝、赭石末敷之，3日即癒。

 ## 小兒小便不通遍身腫脹

驗方一

【**藥物組成**】紫蘇葉500克

【**適應證**】小兒小便不通，遍身腫脹。

【**製用方法**】煎濃汁一盆。抱小兒薰之，冷則再換熱湯，日數次。

驗方二

【**藥物組成**】連根蔥白鹽少許

【適應證】小兒小便不通，遍身腫脹。

【製用方法】共搗如泥，用布包之火烤熱後貼肚臍，日數次。

小兒喉痹乳娥（扁桃體炎）

驗　方

【藥物組成】桔梗10克　山豆根5克　牛蒡子5克　荊芥穗4克　玄參4克　升麻2克　防風4克　生甘草5克　淡竹葉1克　川黃連1克

【適應證】小兒喉痹乳娥（扁桃體炎）。

【製用方法】上藥水煎內服，每次少許，1日數次。另可含喉炎丸、喉症丸、冰硼散。

小兒病毒性肝炎

驗方一

【藥物組成】金銀花12克　板藍根30克　茵陳24克　敗醬草15克　黃連6克　虎杖15克　貫眾15克　金錢草12克　柴胡9克　龍膽草3克　夏枯草10克　薏苡仁10克　澤瀉3克

【適應證】小兒病毒性肝炎。

【製用方法】上藥水煎服，1日1劑，分3次服。

驗方二

【藥物組成】大青葉5克　紫草12克　貫眾10克　寒水

石10克　焦山楂10克　乳香3克　虎杖5克　茜草10克　柴胡10克　木瓜10克　陳年春茶葉10克

【適應證】黃疸性肝炎、B型肝炎。

【製用方法】上藥水煎服，1日1劑，分3次服。

 # 小兒百日咳

驗　方

【藥物組成】桑白皮9克　杏仁9克　北沙參9克　生石膏9克　魚腥草9克　板藍根9克　黃芩9克　天竺子9克　臘梅花9克　炙白前9克　百部9克　炙冬花9克　天漿殼4隻

【適應證】小兒百日咳。

【製用方法】上藥水煎服，1日1劑，分3次服。

 # 高熱型腦膜炎、肺炎

驗　方

【藥物組成】生石膏60克　黃連6克　金銀花30克　連翹20克　荊芥9克　桑葉12克　薄荷15克（後下）　赤芍9克　板藍根30克　羚羊角6克（研末沖服）　丹皮10克　青蒿20克　白薇30克　大青葉30克　花粉15克　山楂10克

【適應證】高熱型腦膜炎、肺炎。

【製用方法】上藥水煎內服，1日1劑，每天5～8次。

【加減變化】咳嗽加桔梗9克、浙貝母10克。

急、慢性腎炎

驗　方

【藥物組成】鮮薺菜50克　魚腥草15克　半枝蓮15克　益母草15克　車前草30克　白茅根30克　水燈草10克　白朮6克

【適應證】急、慢性腎炎。

【製用方法】上藥水煎內服，1日1劑，分3次服。

小兒腹瀉

驗　方

【藥物組成】白朮9克　澤瀉6克　雲茯苓9克　芡實6克　豬苓6克　車前子4克　木瓜2克　草果仁1克　蘇葉2克　砂仁3克　焦三仙10克

【適應證】適用於大便瀉下清穀，或食後則便，進食油膩生冷之物則瀉，食少，神疲乏力，睡眠露睛，小便短少，面色萎黃，舌苔薄白，質淡等症。

【製用方法】上藥水煎內服，1日1劑，分3次服。

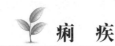

痢　疾

驗　方

【藥物組成】黨參10克　白朮6克　茯苓10克　甘草5克　薏苡仁10克　白頭翁6克　鳳尾草5克　馬齒莧10克　石榴皮

6克　黃連3克　炒麥芽10克　陳皮5克　神麴6克　杵頭糠3克

【適應證】小兒痢疾。

【製用方法】上藥水煎服，1日1劑，分3次服。

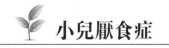

小兒厭食症

驗　方

【藥物組成】製黑附子3克　肉桂1克　炒八月箚15克乾薑2克　炒白朮6克　炒蒼朮4克　雲茯苓8克　雞內金6克焦三仙10克　炒枳實6克　青皮4克　陳皮4克　炒穀芽6克甘草3克

【適應證】小兒厭食症。

【製用方法】上藥水煎服，1日1劑，分3次服。

【加減變化】嘔吐加薑旱半夏7克、蘇梗5克；腹脹者加薑厚朴5克。

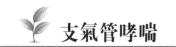

支氣管哮喘

驗　方

【藥物組成】麻黃5克　橘紅10克　防風3克　杏仁10克法半夏10克　白朮6克　銀杏仁10克(炒)　地龍12克(酒炒)射干10克　赤芍10克　甘草5克　五味子3克　川貝母6克山楂12克　黃芩3克

【適應證】適用於哮喘發作期，症見胸悶氣短，呼吸困難，喉中哮鳴，甚則張口抬肩，口唇紫紺，煩悶不安，

苔薄，脈浮，指紋浮顯。劑量可隨年齡增減。

【製用方法】上藥水煎服，1日1劑，分3～5次服。

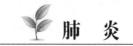

肺 炎

驗　方

【藥物組成】金銀花12克　連翹12克　麻黃2克　生石膏20克　杏仁9克　魚腥草15克　葶藶子7克　金蕎麥3克　天竺黃6克　瓜蔞皮6克　黃芩9克　甘草3克　大青葉10克　貫眾10克

【適應證】小兒肺炎。急性發作期。

【製用方法】上藥水煎服，1日1劑，分3～4次服。

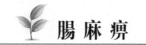

腸 麻 痹

驗　方

【藥物組成】肉桂3克　公丁香3克　艾葉6克　廣木香3克　吳茱萸5克　細辛3克　麝香0.3克

【適應證】小兒腸麻痹。

【製用方法】上藥共研極細末，以雞蛋清調勻如乾泥狀，敷在肚臍上，以熱水袋加溫。一般在1～3小時腸鳴蠕動，矢氣頻轉，即轉危為安。

小兒腦癱

驗　方

【**藥物組成**】製何首烏12克　黨參12克　丹參12克　白芍12克　赤芍12克　黃精12克　淮山藥12克　人參3克　川牛膝10克　木瓜10克　甘草3克　五加皮8克　鹿茸3克　清全蠍3克

【**適應證**】小兒腦癱。

【**製用方法**】上藥水泡30分鐘，煎取汁3次，分6次服。1個月後加豬脊髓20克、虎骨2克（炙，研末沖服）。

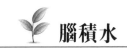 **腦積水**

驗　方

【**藥物組成**】沙參30克　熟地黃6克　懷山藥3克　麥冬15克　法半夏12克　甘草6克　鹿角膠9克(烊化兌入)　升麻9克　澤瀉20克　川牛膝3克　茯苓9克　黃蓍15克　厚朴12克　當歸3克　豬苓6克　五加皮10克　芫蔚子6克　丹皮6克　冬瓜皮15克　車前子15克

【**適應證**】小兒腦積水。

【**製用方法**】上藥水煎服。1日1劑，每天3次。

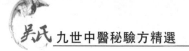

遺尿（尿床）

驗方一

【藥物組成】製黑附子8克　炒破故紙10克　鹿角霜12克　炒胡桃肉20克　黃蓍12克　熟地黃10克　人參6克　白芍12克　全當歸10克　五味子8克　炒芡實15克　石菖蒲10克　桑螵蛸6克

【適應證】小兒遺尿。

【製用方法】上藥水煎服，1日1劑，分3次服。

驗方二

【藥物組成】五倍子10克　益智仁10克　青鹽5克

【適應證】小兒遺尿。

【製用方法】上藥共研細末。用30%白酒調和如泥，外貼肚臍，1日一換。

佝僂病

驗方

【藥物組成】牛蒡根10克　黃蓍20克　蘆筍20克　無花果15克　菟絲子20克(酒炒)　煆龍骨15克　炒穀芽12克　鹿角霜6克　炒麥芽12克　炒白朮10克　炒補骨脂6克　人參6克

【製用方法】上藥水煎2次，取汁150～200毫升，分3～4次服，1日3次。

第五章

五官科

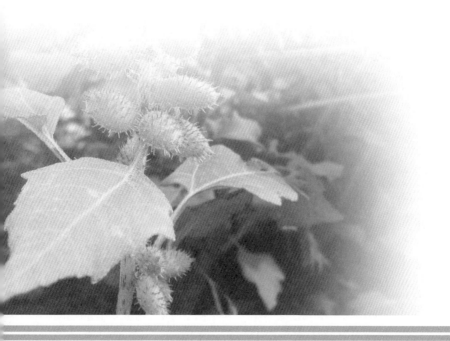

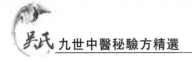

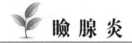
瞼 腺 炎

驗　方

【藥物組成】金銀花15克　連翹15克　薄荷12克（後下）黃連10克　赤芍20克　蒲公英15克　紫花地丁30克　野菊花30克　荊芥9克　桔梗10克　甘草3克　大黃6克（後下）

【適應證】適用於眼瞼微癢微痛、紅腫，有硬結，形如麥粒，無其他症狀。

【製用方法】上藥水煎內服，1日1劑，分3次服。

【加減變化】局部紅腫熱痛劇痛，口渴便秘，苔黃脈數者，加石膏50克、竹葉15克、梔子10克，重用黃連；腫物高起而痛，按之發硬者，加桃仁15克、紅花15克、歸尾15克；反覆發作，紅腫不重，有膿不多者，加皂角刺20克、黃蓍20克。

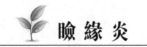
瞼 緣 炎

驗　方

【藥物組成】連翹15克　滑石20克　車前子18克　枳殼9克　黃芩9克　黃連9克　木通6克　甘草3克　陳皮9克　荊芥12克　茯苓18克　防風9克　白蒺藜12克　烏梢蛇9克

【適應證】適用於瞼緣潮紅，潰爛刺癢，病情頑固，風邪偏盛等。

【製用方法】上藥水煎服，1日1劑，分3次服。

【加減變化】濕熱偏盛，紅赤潰爛，痛癢交作，有膿性分泌物者，加蒼朮 18 克、黃柏 12 克；心火內盛，瞼弦紅赤潰爛，小便短，舌尖紅，苔黃，脈數，重用黃連，加梔子 12 克、黃柏 10 克、生地 12 克、知母 9 克、竹葉 20 克、燈芯草 30 克。另外用黃連、野菊花、蒲公英各 30 克，煎湯薰洗。

 ## 眼瞼皮膚炎

驗　方

【藥物組成】連翹 25 克　滑石 30 克　枳殼 9 克　車前草 30 克　陳皮 10 克　防風 12 克　知母 12 克　玄明粉 9 克（另包化服）　黃芩 10 克　玄參 15 克　黃連 10 克　荊芥穗 10 克　大黃 9 克（後下）　桔梗 10 克　大青葉 15 克　梔子 10 克　生地黃 10 克

【適應證】適用於脾經風熱，胃經濕熱，症見胞瞼紅腫作癢，皮色紅赤，繼而出現水疱，膿疱滲液；甚者可見於頰、額等。

【製用方法】上藥水煎服，1 日 1 劑，分 3 次服。

 ## 急慢性淚囊炎

驗方一

【藥物組成】金銀花 30 克　蒲公英 10 克　白薇 25 克　防風 15 克　白蒺藜 15 克　石榴皮 15 克　羌活 15 克　花粉 15 克　漏蘆根 15 克

【適應證】適用於熱毒內蘊所致自覺淚溢，淚呈黏液或黏膿狀，擠壓有膿性分泌物溢出，皮色如常，不腫不痛，經久不癒。

【製用方法】上藥水煎服，1日1劑，分3次服。

驗方二

【藥物組成】柴胡9克　梔子9克　羌活9克　升麻15克　黃連12克　大黃(後下)5克　甘草5克　赤芍12克　草決明9克　茯苓9克　澤瀉9克　車前子9克　黃芩12克　淡竹葉5克　生地9克　龍膽草9克　野菊花12克

【適應證】適用於風熱外襲，熱毒熾盛而致大皆部紅腫熱痛，淚竅處有腫核迅速膨大，堅硬紫脹，按之疼痛，發熱惡寒，頭痛，便秘溺赤，舌尖紅，苔黃，脈弦數等。

【製用方法】上藥水煎服，1日1劑，分3次服。

假膜性結膜炎

驗方一

【藥物組成】白朮25克　黃芩25克　桑葉25克　羌活15克　枳殼15克　川芎15克　白芷15克　獨活15克　防風15克　前胡15克　桔梗15克　薄荷（後下）15克　荊芥10克　甘草10克　柴胡35克　野菊花30克

【適應證】適用於風盛於熱，發病急驟，胞瞼浮腫，白睛赤腫，癢痛多淚，可見惡寒發熱，頭痛身痛，眵多眊躁，緊澀羞明，赤脈貫睛，腫脹涕淚，外翳如雲，舌苔薄

黃，脈浮數等症。

　　【**製用方法**】上藥水煎服，1日1劑，分3次服。

驗方二

　　【**藥物組成**】桑白皮18克　黃芩18克　地骨皮15克　知母9克　麥冬9克　桔梗15克　當歸9克　葶藶子12克　大黃8克（後下）　梔子9克　赤芍9克　野菊花15克　羌活9克　連翹25克　麻黃3克　荊芥9克　防風9克　白蒺藜12克　石膏30克　黃連6克

　　【**適應證**】適用於症見胞瞼紅赤浮腫，痛甚，白睛紅赤或浮腫高起，胞瞼內有灰色膜樣物黏附，拭之出血，眵淚膠黏，口渴發熱，小便黃，舌苔黃膩，脈數實。

　　【**製用方法**】上藥水煎服，1日1劑，分3次服。

急性卡他性結膜炎

驗方一

　　【**藥物組成**】金銀花60克　連翹60克　桔梗30克　薄荷（後下）30克　牛蒡子30克　竹葉20克　荊芥穗20克　豆豉25克　甘草25克　鮮蘆根65克　赤芍12克　大黃（後下）8克　防風9克　當歸尾12克　梔子仁12克　川芎9克　羌活6克

　　【**適應證**】適用於風熱上擾起病急劇初期，白睛紅赤腫脹較輕，發熱，流涕，咽痛，畏光，眵多膠結，舌紅苔黃，脈浮數。

　　【**製用方法**】上藥水煎服，1日1劑，分3次服。

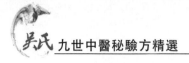

驗方二

【藥物組成】羌活30克　玄參30克　黃芩30克　桑白皮30克　地骨皮20克　桔梗20克　赤芍20克　大黃(後下) 20克野菊花20克　當歸尾12克　芒硝25克(烊化兌服)　麥冬9克淡竹葉6克　黃連6克　龍膽草12克

【適應證】適用於肺、肝火盛，病侵黑睛，畏光流淚，澀痛難睜，視物模糊，胞瞼紅腫，白睛紅赤，甚則有血，抱輪紅赤，星翳簇生，口苦咽乾，耳前或頜下可觸及腫核，舌紅苔黃，脈弦數。

【加減變化】星翳多者，加白蒺藜20克、密蒙花15克、蟬蛻15克、木賊(童便浸)45克。

【製用方法】上藥水煎服，1日1劑，分3次服。

慢性結膜炎、淺層角膜炎

驗方一

【藥物組成】桑白皮25克　澤瀉9克　玄參9克　甘草3克麥冬17克　黃芩17克　旋覆花7克(布包煎)　菊花30克　地骨皮10克　桔梗10克　茯苓10克　赤芍7克　升麻7克　薏苡仁20克　木通9克

【適應證】適用於肺陰不足，脾肺濕熱而致眼內乾澀，微覺灼熱，午後及入夜加重，白睛污濁不清或有赤脈縱橫，尿赤便溏，舌紅少苔或厚膩，脈細數或緩滑等。

【加減變化】病程日久，眼睛乾澀刺痛，白睛暗紅者，加當歸尾12克、桃仁15克、紅花15克、丹皮12克、茺蔚

子15克、川芎9克。

【製用方法】上藥水煎服，1日3次，每天1劑。

驗方二

【藥物組成】黨參12克　白附子6克　杭白菊30克　乾薑4克　朴硝(兌服)5克　酒大黃8克　白朮10克　茺蔚子15克　石決明15克　赤芍10克　生地黃15克　炙甘草5克

【適應證】適用於體虛型眼疾，怕光、怕磨、刺痛、紅腫、流淚。

【製用方法】上藥水煎服，1日1劑，分3次。

泡性結膜炎、束狀角膜炎

驗　方

【藥物組成】桑白皮15克　連翹15克　赤芍10克　薄荷（後下）10克　丹皮10克　龍膽草12克　梔子9克　黃芩10克　地骨皮15克　桃仁12克　紅花12克　荊芥穗10克　麥冬10克　玄參10克　柴胡12克　車前子15克　杭菊花30克

【適應證】適用於症見白睛表層有灰白色小泡，顆粒微浮，紅絲環繞，隱澀畏光，怕熱羞明，沙澀作痛，熱淚如湯，鼻燥咽乾，舌紅苔黃，脈弦數。

【加減變化】患睛小泡經久不消，反覆發作者，去薄荷，加茺蔚子30克、蟬蛻15克、穀精草30克、薏苡仁60克。

【製用方法】上藥水煎服，1日1劑，分3次服。

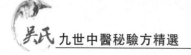

 # 前鞏膜炎

驗方一

【**藥物組成**】黃芩 25 克(生、酒炒各半)　赤芍 12 克　炒黃連 10 克　連翹 60 克　知母 15 克　桔梗 15 克　桑白皮 18 克　木通 9 克　生地黃 12 克　炒梔子 12 克　炒黃柏 12 克　當歸尾 12 克　甘草 10 克　丹皮 12 克　野菊花 12 克

【**適應證**】適用於肺經鬱熱、熱毒壅盛而致眼澀、羞明流淚，白睛表面有紫紅色結節隆起，甚則波及黑睛及黃仁，結節逐步增大，紅赤更甚，羞明流淚加重，口苦咽乾，舌紅苔黃脈數。

【**製用方法**】上藥水煎服，1 日 1 劑，分 3 次服。

驗方二

【**藥物組成**】夏枯草 30 克　赤芍 12 克　當歸 12 克　生地黃 12 克　野菊花 12 克　川芎 12 克　桃仁 15 克　連翹 30 克　紅花 15 克

【**適應證**】適用於氣滯血瘀所致患眼結節紫暗，赤脈纏繞，舌暗紅，脈弦。

【**製用方法**】上藥水煎服，1 日 1 劑，分 3 次服。

驗方三

【**藥物組成**】生地黃 20 克　麥冬 16 克　甘草 3 克　玄參 15 克　浙貝母 5 克　丹皮 8 克　炒白芍 8 克　青葙子 6 克　薏苡

仁30克　通草8克　白蔻仁8克　淡竹葉30克

【適應證】適用於濕熱困阻，肺陰不足，病情纏綿，反覆發作，口渴咽乾，肢節疼痛，胸悶不舒，舌紅少苔或白膩，脈細數或濡數。

【製用方法】上藥水煎服，1日1劑，分3次服。

翼狀胬肉

驗方一

【藥物組成】蛇蛻18克　草決明12克　川芎10克　荊芥穗10克　炒白蒺藜12克　穀精草15克　杭菊花12克　防風10克　羌活10克　密蒙花10克　炙甘草10克　蔓荊子10克　木賊草12克　梔子12克　黃芩10克　白豆蔻仁12克

【適應證】適用於心肺熱壅而致胬肉肥厚，紅赤澀癢，眵淚多，羞澀難開，口乾尿黃，舌尖紅，脈數等。

【製用方法】上藥水煎服，1日1劑，分3次服。

驗方二

【藥物組成】炒知母12克　熟地黃20克　山茱萸20克　丹皮10克　山藥10克　茯苓10克　澤瀉10克　蟬蛻10克　鹽炒黃柏9克　浙貝母9克　杭菊花6克

【適應證】適用於病久虛火上炎，胬肉赤脈，乍起乍退，澀癢不適，心煩口渴，小便黃赤，舌紅少苔，脈細數。

【製用方法】上藥水煎服，1日1劑，分3次服。

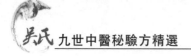

單純疱疹性角膜炎

驗方一

【藥物組成】柴胡 25 克　黃連 15 克　龍膽草 12 克　黃芩 12 克　梔子 12 克（炒）　關木通 10 克　赤芍 10 克　車前子 12 克（鹽炒）　酒當歸 12 克　荊芥 10 克　防風 10 克　生地黃 12 克　甘草 6 克　丹皮 12 克　石決明 25 克　草決明 25 克　蟬蛻 12 克　野菊花 25 克

【適應證】適用於肝經風熱火旺而致黑睛翳如星點，抱輪暗紅，梗澀疼痛，澀明澀脹淚多頭痛，熱淚如湯，胞瞼紅腫，白睛混赤，鼻塞流涕，口苦咽乾，舌紅苔黃，脈浮數或弦數。

【製用方法】上藥水煎服，1 日 3 次，每日 1 劑。

驗方二

【藥物組成】穀精草 30 克　知母 9 克　鹽黃柏 9 克　熟地黃 15 克　蟬蛻 15 克　山茱萸 12 克　山藥 10 克　千里明 15 克　澤瀉 10 克　茯苓 10 克　杭菊 10 克　板藍根 25 克　白蔻 10 克　薏苡仁 25 克

【適應證】適用於陰虛火旺，濕熱蘊結，病情纏綿，翳色黃白而污濁，星翳疏散浮嫩而趨潔淨，抱輪暗紅，乾澀視蒙，口咽乾燥，胸悶噁心，痰色稀白，舌紅少苔或膩，脈細數滑。

【製用方法】上藥水煎服，1 日 1 劑，分 3 次服。

驗方三

【藥物組成】生黃蓍 15 克　炙黃蓍 15 克　炙甘草 10 克
人參 6 克　白朮 6 克　當歸身 5 克　陳皮 6 克　升麻 5 克　柴胡 5 克
薑黃連 3 克　淡竹葉 3 克　穀精草 60 克

【適應證】適用於氣血不足，病情纏綿，經久不癒，
翳點深隱，難以平復，兼見神疲倦怠，面色萎黃，舌淡脈
弱。

【製用方法】上藥水煎服，1 日 1 劑，分 3 次服。

驗方四

【藥物組成】楮實子 30 克　薄荷（後下）10 克　黃連 6 克
菊花 12 克　蟬蛻 10 克　蔓荊子 10 克　密蒙花 9 克　蛇蛻 9 克
荊芥穗 9 克　白芷 9 克　木賊 9 克　防風 9 克　甘草 9 克　川芎 6 克
天花粉 8 克　白蒺藜 12 克　赤芍 9 克　黃芩 9 克　羌活 6 克

【適應證】適用於翳障不退，黑睛上遺留彌漫性霧狀
混濁或灰白翳障等。

【製用方法】上藥水煎服，1 日 1 劑，分 3 次服。

化膿性角膜炎

驗方一

【藥物組成】生大黃 12 克（後下）　瓜蔞仁 18 克　蒲公
英 30 克　生石膏 60 克　玄明粉 18 克（烊化服）　紫花地丁 30 克
枳實 12 克　梔子 12 克　黃連 15 克　紫背天葵子 30 克　夏枯草
30 克　金銀花 60 克　黃芩 15 克　天花粉 21 克　淡竹葉 12 克

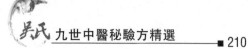

野菊花30克　柴胡15克　龍膽草12克　木賊草21克

【適應證】適用於風熱壅盛，熱毒熾聚而致睛痛頭痛，抱輪紅赤，沙澀難開，白睛混赤腫脹，黑睛凝脂大片，上覆黃液，鼻塞流涕，口乾欲飲，溲黃便結，舌紅苔黃，脈數實浮。

【製用方法】上藥水煎服，1日1劑，分3次服。

驗方二

【藥物組成】人參9克　川芎7克　白芍9克　黃蓍18克白朮12克　茯苓16克　當歸15克　金銀花60克　白芷10克甘草5克　桔梗12克　皂角刺10克　黃芩15克　連翹30克　薄荷20克（後下）　滑石20克　白豆蔻10克

【適應證】適用於正虛毒戀，溫熱蘊滯而使病程纏綿，頭昏痛重，黑眼潰陷難斂，凝脂薄白污濁日久不退，眵淚膠黏，體重肢倦，舌淡胖苔黃，脈細弱濡數。

【製用方法】上藥水煎服，1日1劑，分3次服。

角膜基質炎

驗方一

【藥物組成】白朮18克　黃芩15克　羌活12克　枳殼12克川芎12克　白芷12克　獨活12克　防風12克　前胡12克　桔梗12克　薄荷（後下）12克　荊芥9克　甘草9克　柴胡25克當歸10克　赤芍10克　夏枯草21克

【適應證】適用於肝經風熱病情初起，羞明流淚，白

睛紅赤，黑睛混濁，惡風頭痛，舌苔薄黃，脈浮數等。

【製用方法】上藥水煎服，1日1劑，分3次服。

驗方二

【藥物組成】金銀花60克　紫花地丁30克　蒲公英30克
炙桑白皮15克　花粉15克　黃芩15克　龍膽草12克　大黃
（後下）9克　蔓荊子12克　枳殼12克　夏枯草20克　赤芍9克
野菊花10克　黃連10克

【適應證】適用熱毒內盛，黑睛混濁，胞瞼紅腫，白
睛混赤，刺痛流淚，便秘溲赤，口苦，舌苔黃，脈數。

【製用方法】上藥水煎服，1日3次，1日1劑。

驗方三

【藥物組成】當歸20克　赤芍18克　生地黃18克　川芎
10克　桃仁15克　紅花15克　土茯苓30克　金銀花60克　紫
草18克　野菊花21克

【適應證】適用於氣血鬱滯，餘毒未淨而致眼睛脹痛，
頭痛頭昏，黑睛混濁，抱輪暗紫，病程較長，舌有瘀斑，
脈澀。

【製用方法】上藥水煎服，1日1劑，分3次服。

驗方四

【藥物組成】熟地黃15克　生地黃10克　麥冬8克　百
合9克　浙貝母5克　當歸5克　炒白芍5克　甘草5克　玄參4克
桔梗6克　金銀花35克　野菊花15克

【適應證】適用於肺陰不足，病情反覆發作，疼痛不顯，抱輪暗紅，兼見乾咳短氣，痰少而稠，口咽乾燥，盜汗潮熱，舌紅少津，脈細數。

【製用方法】上藥水煎服，1日1劑，分3次服。

 # 角膜軟化症

驗方一

【藥物組成】使君子25克　雷丸25克　烏梅肉25克

【適應證】適用於肝虛蟲積，初現雀目，白睛乾澀，胞瞼頻眨，大便稀爛，面黃肌瘦。

【製用方法】上藥共研細末，用雞肝（去淨筋膜血水）燉半熟，蘸藥食用，1日數次。

驗方二

【藥物組成】炒神麴500克　黃連500克　肉豆蔻(面裡煨)250克　使君子250克　炒麥芽250克　檳榔250克　木香100克　八月札200克

【適應證】適用於脾虛肝熱症見白睛乾燥，黑睛混濁，甚則潰爛，神疲納呆，便溏腹脹，煩躁不寧，舌質淡，苔微黃，脈數無力。

【製用方法】上藥共研細末，豬膽汁為丸，每丸重6克、每次1丸，1天3次。

驗方三

【**藥物組成**】炮附子18克　乾薑9克　炮吳茱萸9克　肉桂9克　人參9克　當歸12克　陳皮9克　薑厚朴9克　白朮15克 炙甘草9克　穀精草10克

【**適應證**】適用於脾陽虛衰，四肢不溫，精神委靡，大便洞泄不禁，完穀不化，舌淡胖，脈遲弱。

【**製用方法**】上藥水煎服，日1劑，分3次服。

虹膜睫狀體炎

驗方一

【**藥物組成**】獨活20克　生地黃25克　蔓荊子15克　前胡10克　羌活10克　白芷10克　甘草6克　防風20克　黃柏12克 漢防己10克　知母15克　炒梔子25克　酒黃芩20克　寒水石 20克　酒黃連25克　金銀花18克

【**適應證**】適用於肝膽風熱，初起頭痛，眼珠墜痛，羞明流淚，胞瞼難開，瞳仁縮小，展縮失常，舌紅苔薄，脈浮數。

【**製用方法**】上藥水煎服，1日1劑，分3次服。

驗方二

【**藥物組成**】金銀花60克　蒲公英30克　炙桑白皮18克 天花粉15克　黃芩15克　龍膽草12克　生大黃12克(後下) 蔓荊子12克　枳殼12克　生石膏90克　生地黃30克　犀牛角 18克(沖服，可用羚羊角代替)　黃連20克　梔子12克　桔梗12克

連翹18克　赤芍15克　知母9克　玄參12克　淡竹葉10克　丹皮12克　甘草8克

【適應證】適用於熱毒熾盛，頭目劇痛，熱淚如湯，胞腫難開，白睛混濁而赤，神水混濁，黃液上沖，血灌瞳神，心煩口渴，溲黃便結舌紅苔黃，脈數實。

【製用方法】上藥水煎服，1日1劑，分3次服，每次300～500毫升。

驗方三

【藥物組成】龍膽草15克　柴胡21克　黃芩18克　炒梔子12克　澤瀉12克　關木通9克　車前子30克（鹽炒）　酒炒當歸15克　生地黃12克　炙甘草6克　土茯苓60克　金銀花60克　野菊花60克

【適應證】適用於肝膽濕熱，頭目脹痛，視物昏蒙，抱輪紅赤，白睛混赤，瞳神縮小或乾缺，神水混濁，口苦咽乾，胸脅脹悶，大便不暢，苔黃膩，脈弦數。

【製用方法】上藥水煎服，1日1劑，分3次服。

驗方四

【藥物組成】鹽炒知母15克　鹽炒黃柏15克　酒炒黃連15克　茯苓15克　生地黃15克　枸杞子15克　寒水石15克　酒洗當歸8克　酒炒白芍8克　草決明18克　獨活5克

【適應證】適用於陰虛火旺，眼珠微痛，乾澀羞明，視物不清，抱輪暗紅，舌紅苔少，脈細數。

【製用方法】上藥水煎服，1日1劑，分3次服。

充血性青光眼

驗方一

【藥物組成】玄參15克 防風12克 茯苓12克 桔梗12克 知母12克 黃芩6克 細辛5克 羚羊角6克（研末沖服） 車前子7克 大黃7克（後下） 赤芍7克

【適應證】適用於肝風上擾，發病急，噁心嘔吐，惡寒發熱，小便赤澀，舌紅苔黃，脈弦數。

【製用方法】上藥水煎服，1日1劑，分3次服。

驗方二

【藥物組成】炒吳茱萸15克 人參10克 生薑60克 大棗36克 防風9克 炙甘草9克 當歸9克

【適應證】適用於肝胃虛寒，頭痛目脹，泛吐涎沫，食少神疲，四肢不溫，舌淡苔薄白，脈沉弦。

【製用方法】上藥水煎服，1日1劑，分3次服。

驗方三

【藥物組成】鹽知母15克 鹽黃柏15克 澤瀉12克 熟地黃30克 丹皮12克 山藥12克 山茱萸12克 茯苓12克 龍膽草6克 玄參19克

【適應證】適用於陰虛火旺而致的頭目脹痛，眩暈陣作，瞳仁散大，視物昏蒙，心悸耳鳴，口苦咽乾，舌紅無苔，脈細數等症。

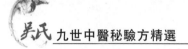

【製用方法】上藥水煎服，1日1劑，分3次服。

驗方四

【藥物組成】丹皮18克　梔子18克　柴胡15克　當歸12克
白芍12克　白朮12克　茯苓15克　甘草6克　薄荷(後下)10克
菊花10克

【適應證】適用於肝鬱化火，情緒抑鬱，頭痛目脹，
胸悶不舒，納少神疲，舌邊尖紅，脈弦細。

【製用方法】上藥水煎服，1日1劑，分3次服。

驗方五

【藥物組成】熟地黃30克　淮山藥15克　山茱萸45克
澤瀉12克　茯苓12克　牡丹皮12克　桂枝6克　附子6克　肉
桂6克　人參9克　川芎9克　白朮9克　炙甘草9克　黃蓍9克
當歸9克　白芍9克　生薑3片　大棗3枚

【適應證】適用於肝腎兩虛，病情反覆，視力銳減，
腰酸肢軟，面熱足冷，精神疲憊，舌淡，脈細弱。

【製用方法】上藥水煎服，1日1劑，分3次服。

單純性青光眼

驗方一

【藥物組成】柴胡18克　當歸15克　白芍15克　茯苓15克
甘草6克　薄荷12克　香附子12克　夏枯草30克

【適應證】適用於肝鬱氣滯，情志不舒，視物昏蒙，

頭目脹疼，心煩易怒，舌紅苔薄，脈弦。

【製用方法】上藥水煎服，1日1劑，分3次服。

驗方二

【藥物組成】阿膠20克(烊化) 鉤藤10克 白芍15克絡石藤15克 石決明35克 生地黃20克 茯神20克 炙甘草6克 雞內金30克（鮮品）

【適應證】適用於陰虛陽亢，視物昏花，頭痛目脹，顴紅唇赤，口苦咽乾，五心煩熱，舌絳，脈細數。

【製用方法】先將鮮雞內金煎汁，以汁煎服，1日1劑，分3次服。

驗方三

【藥物組成】炒車前子60克 當歸15克 熟地黃15克 枸杞子25克 楮實子25克 蕪蔚子30克 五味子25克 川椒25克(研末沖服) 菟絲子120克（酒蒸） 白蒺藜15克（炒去刺）

【適應證】適用於肝腎不足，眼壓波動，反覆發作，視力漸減，眼內乾澀，頭昏耳鳴，舌紅少苔，脈細弱。

【製用方法】上藥水煎服，1日1劑，分3次服。

驗方四

【藥物組成】法半夏100克 竹茹100克 枳實100克 陳皮150克 甘草50克 生薑200克 大棗80克 茯苓80克

【適應證】適用於痰氣上逆，頭目掣痛，胸悶泛惡，心悸眩暈，煩躁不寧，甚至嘔吐痰涎，苔滑膩，脈濡。

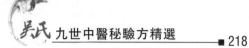

【製用方法】上藥水煎服，1日1劑，分3次服。

老年性白內障

驗方一

【藥物組成】熟地黃30克　澤瀉12克　丹皮12克　山藥12克　茯苓15克　山茱萸18克　枸杞子15克　杭菊花15克　石斛15克　天冬15克　人參15克　炒五味子7克　炒白蒺藜7克　肉蓯蓉7克　川芎7克　炙甘草7克　炒枳殼7克　青葙子7克　防風7克　黃連7克　犀角7克　羚羊角7克　菟絲子12克（酒蒸）　牛膝13克　杏仁13克　生地黃30克　草決明20克

【適應證】適用於肝腎虧損，年老體衰，睛珠混濁，視物昏蒙，頭暈耳鳴，腰膝酸軟，脈細數。

【製用方法】上藥水煎服，1日1劑，分5次服。

注：本方可加大劑量，研末煉蜜為丸，每丸重9克，每次1丸，1日3次。

驗方二

【藥物組成】熟地黃15克　天冬15克　炒枳殼15克　茵陳蒿35克　生地黃15克　麥冬15克　石斛15克　炙甘草10克　枇杷葉15克　黃芩15克

【適應證】適用於陰虛濕熱，眼部乾澀，煩熱口臭，大便不暢，舌苔黃膩。

【製用方法】上藥水煎服，1日1劑，分3次服。

驗方三

【**藥物組成**】黃蓍9克　人參9克　升麻40克　葛根15克
蔓荊子8克　白芍5克　酒黃柏5克　炙甘草3克　杭菊花9克
枸杞子9克

【**適應證**】適用於脾胃虛弱，神疲肢倦，視物模糊，
飲食乏味，大便溏泄，舌淡脈虛。

【**製用方法**】上藥水煎服，1日1劑，分3次服。

 # 視網膜中央血管阻塞

驗方一

【**藥物組成**】柴胡30克　白芍10克　炒枳實10克　炙甘
草10克　青皮10克　陳皮10克　牡丹皮8克　炒梔子8克　土
貝母15克　澤瀉9克

【**適應證**】適用於肝氣橫逆，憤怒、抑鬱後視力驟喪，
兼胸脅滿痛，頭暈，煩躁易怒，面紅耳赤，口苦咽乾，舌
邊紅，苔黃，脈弦數。

【**製用方法**】上藥水煎服，1日1劑，分3次服。

驗方二

【**藥物組成**】半夏25克　天南星9克（薑製）　枳實7克
（麩炒）　茯苓7克　橘紅7克　甘草3克　生薑10片　石菖蒲
10克　僵蠶10克　地龍10克　鉤藤10克

【**適應證**】適用於視力驟喪，眩暈胸悶，噁心欲嘔，
痰多，舌苔白滑或膩，脈滑。

【製用方法】上藥水煎服，1日1劑，分3次服。

驗方三

【藥物組成】仙鶴草20克　鳳尾草20克　旱蓮草20克生地黃30克　大黃6克（後下）　梔子炭15克　白芍15克　白芨21克　白蘞10克　側柏葉12克　阿膠15克（烊化）　白茅根25克　黃連6克　丹皮炭10克

【適應證】適用於血熱妄行，視力急降，眼底血管充盈、怒張、出血量多而色鮮，兼咽乾、口渴，舌紅苔黃，脈弦數。

【製用方法】上藥水煎服，1日1劑，分3次服。

驗方四

【藥物組成】犀角15克（可用羚羊角代替）　生地黃25克玄參15克　麥冬15克　金銀花15克　丹參10克　連翹20克黃連8克　竹葉心5克　石膏60克　梔子9克

【適應證】適用於邪熱入營，症見急性熱病，視力急降，心煩躁擾，斑疹隱現，口渴，舌絳苔少。

【製用方法】上藥水煎服，1日1劑，分3次服。

驗方五

【藥物組成】鬱李仁30克　杏仁30克　薏苡仁60克　白豆蔻15克　扁豆9克　野菊花12克　淡竹葉9克

【適應證】適用於濕熱蘊積，初覺雲霧動盪，繼則視力驟喪，兼頭重體倦，胸悶泛惡，溺短赤，舌紅，苔黃

濁，脈濡數。

　　【製用方法】上藥水煎服，1日1劑，分3次服。

驗方六

　　【藥物組成】桃仁10克　　白芍30克　　生地黃30克　　麥冬30克　　紅花10克　　澤蘭12克　　阿膠15克（烊化）　　生龜板20克　生牡蠣20克　　炙甘草20克　　生鱉甲20克　　麻仁10克　　五味子10克　　生鮮雞子黃2枚

　　【適應證】適用於陰虛陽亢，視力急降或喪失，兼見眩暈、急躁，腰膝酸軟，遺精疲乏，舌絳無苔，脈弦細。

　　【製用方法】上藥水煎服，1日1劑，分3次服。

驗方七

　　【藥物組成】黃蓍250克　　當歸尾20克（酒炒）　　赤芍15克（酒炒）　　地龍10克（酒炒）　　川芎10克　　桃仁10克　　紅花15克　炒白蒺藜15克（去刺）

　　【適應證】適用於氣虛血阻，病程日久，視力無改善，眼底血斑暗紅，肢倦乏力，舌現瘀斑，色淡體胖，苔薄，脈澀。

　　【製用方法】上藥水煎服，1日1劑，分3次服。

驗方八

　　【藥物組成】人參10克　　肉桂9克　　川芎9克　　熟地黃12克　茯苓10克　　白朮10克　　炙甘草9克　　黃蓍10克　　當歸10克　　白芍9克　　穀精草30克　　白蒺藜30克

【適應證】適用於氣血虛衰，產後哺乳期間視力驟喪，兼見頭目眩暈，面色蒼白，怔忡氣短，舌淡脈細。

【製用方法】上藥水煎服，1日1劑，分3次服。

中心性視網膜脈絡膜炎

驗方一

【藥物組成】柴胡18克　當歸15克　白芍15克　茯苓15克　甘草10克　薄荷(後下)10克　丹皮18克　栀子18克　菊花15克　赤芍15克　生地黃15克　川芎12克　桃仁12克　紅花12克　夏枯草20克

【適應證】適用於肝鬱氣滯，情志不舒，胸脹脅痛，黃斑區色較暗紅，口苦咽乾，脈弦。

【製用方法】上藥水煎服，1日1劑，分3次服。

驗方二

【藥物組成】鬱李仁20克　薏苡仁20克　茺蔚子30克　白蒺藜30克　穀精草60克

【適應證】適用於濕濁上犯，胸悶腹脹，納呆便溏，頭昏嘔惡，黃斑部混濁水腫，舌苔厚膩，脈濡。

【製用方法】上藥水煎服，1日1劑，分3次服。

驗方三

【藥物組成】熟地黃30克　山藥15克　茯苓18克　澤瀉12克　穀精草60克　丹皮12克　山茱萸30克　杭菊花15克

茺蔚子 20 克

【適應證】適用於肝腎陰虛，眼內乾澀，頭暈耳鳴，遺精腰酸，舌紅苔薄，脈細。

【製用方法】上藥水煎服，1日1劑，分3次服。

驗方四

【藥物組成】人參 5 克　巴豆霜 3 克 (研末沖服)　炮薑 2 克　肉桂 5 克　柴胡 8 克　川椒 8 克 (炒令汗出，去子)　白朮 8 克　炒厚朴 15 克 (秋冬季用35克)　苦楝子 15 克 (酒蒸)　茯苓 15 克　砂仁 15 克　製川烏 24 克　知母 20 克 (一半炒用，一半酒洗，秋冬不用)　吳茱萸 25 克 (洗7次)　黃連 30 克 (秋冬用量減9克)　煨皂角 30 克　紫菀 30 克　炒酸棗仁 90 克　煆石膏 30 克　炙甘草 10 克　生薑 3 片　茯神 30 克　大棗 1 枚

【適應證】適用於心腎不交，心煩頭香，失眠夢多，怔忡健忘，患眼不舒，脈細弱。

【製用方法】上藥水煎服，1日1劑，分3次服。也可煉蜜為丸服。

驗方五

【藥物組成】蓮子肉 20 克　薏苡仁 20 克　砂仁 10 克　炒桔梗 10 克　茯苓 20 克　白扁豆 15 克 (薑汁浸，微炒)　人參 20 克　炙甘草 20 克　白朮 20 克　山藥 20 克　白豆蔻 10 克

【適應證】適用於脾虛，視力恢復緩慢，氣短懶言，肢軟嗜臥，納少便溏，脈濡弱。

【製用方法】上藥水煎服，1日1劑，分3次服。

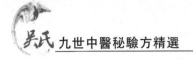

 # 玻璃體混濁

驗方一

【藥物組成】豬苓15克　半夏100克　竹茹100克　車前子60克　枳實100克（麩炒）　陳皮150克　梔子15克　炙甘草50克　茯苓80克　草決明子60克

【適應證】適用於濕熱鬱蒸，頭重胸悶，脘腹脹滿，心煩口苦，舌質紅，苔黃膩，脈濡數。（多見於炎症性混濁）

【製用方法】上藥水煎服，1日1劑，分3次服。

驗方二

【藥物組成】桃仁15克　紅花15克　柴胡50克　炒當歸50克　白芍50克　白朮50克　茯苓50克　炙甘草25克　薄荷（後下）10克　炮薑5片　赤芍18克　生地黃30克　川芎15克　穀精子60克　草決明子60克

【適應證】適用於氣滯血瘀，視物昏蒙，抑鬱多怒，脅肋脹痛，舌有瘀斑，脈弦澀。（多見於出血性混濁）

【製用方法】上藥水煎服，1日1劑，分3次服。

驗方三

【藥物組成】炒車前子20克　全當歸9克　熟地黃12克枸杞子10克　楮實子10克　五味子10克　川椒10克（炒去汗，去子）　菟絲子80克（酒炒）　菊花15克　決明子15克　茺蔚子30克

【**適應證**】適用於肝腎虧損，眼前黑花茫茫，螢星散亂，並有頭暈耳鳴，腰膝酸軟，舌紅少苔，脈細弱。（多見於退變性混濁）

【**製用方法**】上藥水煎服，1日1劑，分3次服。

驗方四

【**藥物組成**】全當歸18克　赤芍12克　川芎12克　熟地黃12克　人參12克　茯苓12克　甘草10克　砂仁10克　夜明砂10克　桑葚子20克

【**適應證**】適用於氣血兩虧，氣短懶言，心悸頭暈，唇舌俱淡，脈細數。

【**製用方法**】上藥水煎服，1日1劑，分3次服。

 # 視網膜色素變性

驗方一

【**藥物組成**】熟地黃60克　炒山藥30克　枸杞子30克（微炒）　鹿角膠（炒珠）30克　菟絲子30克（酒蒸）　杜仲30克（薑炒）　山茱萸18克（微炒）　當歸18克（便溏勿用）　肉桂12克　製黑附子15克　杭白菊12克　草決明子12克

【**適應證**】適用於腎命門火衰，腰膝酸冷，陽痿遺精，夜尿頻繁，舌質淡，脈沉弱。

【**製用方法**】上藥水煎服，1日1劑，分3次服。

驗方二

【藥物組成】熟地黃60克　炒山藥20克　山茱萸30克　枸杞子20克　菟絲子20克（酒蒸）　鹿角膠（炒珠）20克　龜板膠（炒珠）20克　川牛膝（酒蒸）20克　草決明子20克　杭菊20克　玄參10克　五味子15克　紫背天葵子20克　砂仁6克

【適應證】適用於肝腎陰虛，頭昏目眩，耳鳴耳聾，腰膝酸軟，夜熱盜汗，舌紅脈細。

【製用方法】上藥水煎服，1日1劑，分3次服。

驗方三

【藥物組成】炙黃蓍15克　炙甘草10克　人參15克　白朮15克　當歸9克　陳皮10克　升麻7克　柴胡6克　酒白芍6克　酒黃柏6克

【適應證】適用於脾虛乏力，神疲氣弱，聲低，食少便溏，舌淡苔薄，脈虛。

【製用方法】上藥水煎服，1日1劑，分3次服。

 ## 視神經萎縮

驗方一

【藥物組成】熟地黃25克　山茱萸25克　山藥15克　澤瀉12克　牡丹皮12克　茯苓15克　枸杞子20克　菊花30克　生地18克　白蒺藜（炒黃去刺）30克　白芍17克　五味子6克　當歸15克　柴胡9克

【適應證】適用於肝腎兩虛，約束無權，視物模糊。

舌苔淡白，脈沉緩無力。

【製用方法】上藥水煎服，1日1劑，分3次服用。

驗方二

【藥物組成】吳茱萸20克（湯洗七次）　炮薑20克　木香10克　化紅10克　肉桂10克　丁香10克　人參10克　當歸10克　製黑附子30克　桂枝15克　白朮15克　炙甘草15克　陳皮15克　茯苓30克

【適應證】適用於脾腎陽虛，形寒肢冷，神疲乏力，夜尿頻繁，納少便溏或五更泄瀉，舌淡苔白，脈沉細無力。

【製用方法】上藥水煎服，1日1劑，分3次服用。

驗方三

【藥物組成】白芍150克（半生半炒）　當歸50克　陳皮50克　黃蓍50克　桂心50克　人參50克　煨白朮50克　炙甘草50克　熟地黃35克　五味子35克　茯苓35克　遠志25克（炒，去心）　白蒺藜20克　茺蔚子30克　生薑3片　大棗2枚

【適應證】適用於心血不足，眩暈心煩，怔忡健忘，夢擾難眠，脈細弱。

【製用方法】上藥水煎服，1日1劑，分3次服。

驗方四

【藥物組成】柴胡30克　當歸25克　白朮25克　茯苓18克　甘草6克　薄荷9克　香附子12克　菊花12克　川芎7克

【適應證】適用於肝氣鬱結，情志不舒，頭暈目眩，胸脅滿悶，口苦咽乾，脈弦細稍數，舌苔淡黃。

【製用方法】水煎服，1日1劑，分3次服。

驗方五

【藥物組成】當歸30克　赤芍30克　生地黃30克　川芎30克　桃仁21克　紅花21克　大黃8克（後下）

【適應證】適用於氣滯血瘀，頭部刺痛，或頭部外傷，手術後痛固定不移，舌色瘀暗，脈澀。

【製用方法】水煎服，1日1劑，分3次服。

耳癤耳瘡

驗　方

【藥物組成】黃連15克　金銀花30克　連翹30克　黃芩15克　蒲公英20克　紫花地丁20克　敗醬草20克　萆薢20克　柴胡21克　龍膽草15克　茯苓60克

【適應證】適用於熱毒上行的耳癤耳瘡。舌苔黃紅，脈數。

【製用方法】上藥水煎服，1日1劑，分3次。

化膿性中耳炎

驗方一

【藥物組成】蔓荊子25克　生地黃18克　赤芍15克　菊

花15克　桑白皮12克　木通9克　麥冬12克　升麻15克　柴胡
30克　前胡12克　炙甘草10克　赤茯苓21克　龍膽草12克
黃連15克　黃芩15克　栀子12克　車前子20克　蒲公英30克
紫花地丁30克

【適應證】適用於化膿性中耳炎急性發作期。

【製用方法】上藥水煎服，1日1劑，分3～5次服。

驗方二

【藥物組成】人參9克　川芎9克　白芍9克　黃蓍18克
白朮9克　茯苓15克　當歸21克　金銀花30克　白芷9克　甘
草3克　桔梗9克　皂角刺9克　敗醬草30克　土貝母15克

【適應證】適用於慢性化膿性中耳炎。

【製用方法】上藥水煎服，1日1劑，分3次服用。

驗方三

【藥物組成】血餘炭　冰片　枯礬　黃連　精製爐甘
石　製孩兒茶　麝香

【製用方法】上藥各少許，共研極細末，先清洗耳內
膿汁，擦乾後，取少許藥粉吹入耳內，日1～2次。

神經性耳鳴耳聾

驗方一

【藥物組成】龍膽草15克　柴胡35克　黃芩12克　炒栀
子12克　澤瀉12克　關木通9克　鹽炒車前子18克　酒炒當

歸15克　生地黃15克　炙甘草9克　川芎9克　薄荷9克　菖
蒲60克　老蔥葉6支

【**適應證**】適用於肝火旺盛，耳鳴如聞潮聲，或風雷
聲，耳聾時輕時重，動怒後加重，耳脹痛，頭痛，目赤，
口苦，煩躁等。

【**製用方法**】上藥水煎服，1日1劑，分3次服

驗方二

【**藥物組成**】陳皮15克　瓜蔞仁15克　黃芩15克　茯苓
15克　枳實15克　杏仁15克　膽南星20克　法半夏20克　炙
甘草10克

【**適應證**】適用於痰火鬱結，兩耳蟬鳴不斷，有時閉
塞如聾，聽音不清兼頭重，胸悶脘滿，涎多，苔黃膩。

【**製用方法**】上藥水煎服，1日1劑，分3次服。

驗方三

【**藥物組成**】補骨脂30克（鹽炒）　熟地黃30克　炒山
藥15克　山茱萸15克　枸杞子15克　製菟絲子15克　鹿角膠
（炒珠）15克　龜板膠（炒珠）15克　川牛膝10克（酒蒸）炒胡
桃肉30克　石菖蒲30克

【**製用方法**】上藥水煎服或研末煉蜜為丸，日3次。

驗方四

【**藥物組成**】黃蓍9克　人參9克　升麻45克　葛根15克
蔓荊子9克　白芍7克　酒炒黃柏7克　炙甘草10克　柴胡6克

白朮9克　石菖蒲15克

【適應證】適應於脾胃虛弱，耳鳴耳聾，勞而更甚，耳內有突然空虛或發涼的感覺，倦怠乏力，納少腹脹。

【製用方法】上藥水煎服，1日1劑，分3次服。

驗方五

【藥物組成】巴豆(去皮心)5枚　石菖蒲10克　磁石10克細心5克　杏仁10克　通草12克　當歸10克　川芎10克　白芷10克　防風10克　麝香1克

【適應證】適應於各種原因或原因不明的耳鳴耳聾。

【製用方法】共研極細末，以黃蠟、鯉魚腦搗勻成泥，做成黃豆大小丸，以棉包之，塞耳內，3日更換1次。

鼻前庭炎

驗方一

【藥物組成】黃芩30克　金銀花30克　桑白皮30克　梔子15克　黃連15克　紫花地丁30克　七葉一枝花15克　蒲公英30克　魚腥草60克　野菊花30克

【適應證】適應於熱毒內行而致的鼻前庭炎。

【製用方法】上藥水煎服，1日1劑，分3次服用。並可同時用此藥汁外洗。

驗方二

【藥物組成】黃連　冰片　枯礬　青黛　紫草　芙蓉葉

【適應證】適應於各種類型的鼻前庭炎。

【製用方法】以上各等分，共研細末，麻油調之，外敷，1日數次。

 慢性鼻炎

驗方一

【藥物組成】人參5克　荊芥5克　細辛5克　訶子7克　甘草7克　桔梗15克　黃耆10克　薄荷6克　辛夷花20克　白芷6克　魚腦石20克（先煎或研末另沖服）　白朮9克　雲苓10克　炒蒼耳子10克

【適應證】適應於慢性鼻炎，久治不癒者。

【製用方法】上藥水煎服，日1劑，分3次服。

驗方二

【藥物組成】百草霜　燈芯灰　冰片　甘草　薄荷葉　川芎　細辛　鵝不食草　辛夷　青黛　牛黃　黃連

【適應證】適應於急、慢性鼻炎。

【製用方法】以上各等分，共研極細末，吹鼻，一日3次。

 萎縮性鼻炎

驗方一

【藥物組成】桑葉15克　煆石膏12克　炒杏仁5克　人

參9克　甘草5克　炒胡麻仁7克　阿膠6克（烊化）　麥冬8克 枇杷葉3克（去毛蜜炙）　玄參9克　桔梗15克　當歸7克　炒 白芍7克　百合15克　貝母7克　熟地黃15克　辛夷花20克 天冬10克　黃蓍20克　生地黃10克

【製用方法】上藥水煎服，1日1劑，分3次。

驗方二

【藥物組成】蒼耳子60克　芙蓉葉60克

【製用方法】煎汁加冰片少許，以鼻吸其蒸氣，1日 數次。

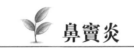

鼻竇炎

驗方一

【藥物組成】辛夷花30克　蒼耳子15克　白芷50克　薄 荷3克　全藿香25克　花粉10克　蘆根35克

【適應證】適用於涕黃或黏白、量多，鼻塞，嗅覺減 退，鼻黏膜及鼻甲紅腫等。

【製用方法】上藥水煎服，1日1劑，分3次服。

驗方二

【藥物組成】黃芩15克　龍膽草15克　柴胡15克　滑石 15克　豬苓15克　茯苓15克　大腹皮10克　白豆蔻5克　通草 5克　車前草15克　馬鞭草10克　金銀花30克

【適應證】適用於涕黃稠如膿樣有臭味，頭痛及患處

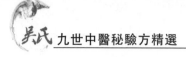

劇痛。

【製用方法】上藥水煎服，1日1劑，分3次服。

驗方三

【藥物組成】人參4克　百合6克　二地黃10克　玄參9克
白芍9克　白朮15克　黃蓍15克　杏仁6克　麥冬6克　製麻
黃3克　連翹3克

【適應證】適用於病久不癒涕白黏稠，鼻塞，嗅覺減
退，鼻黏膜淡紅，腫脹，鼻甲肥大，遇風症重。

【製用方法】上藥水煎服，1日1劑，分3次服。

驗方四

【藥物組成】馬兜鈴(蜜製)25克　辛夷花25克　麻黃15克
防風6克　前胡18克　天花粉10克　薏苡仁35克　桔梗16克
甘草4克

【適應證】鼻竇炎。

【製用方法】上藥水煎服，1日1劑，分3次。

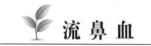

流 鼻 血

驗方一

【藥物組成】生地黃120克　檵木15克　地骨皮30克
黃芩25克　丹皮15克　梔子15克　阿膠60克(烊化)　甘草60克
鮮柏葉15克　血餘炭30克（沖服）

【適應證】各種原因引起的鼻出血。

【製用方法】上藥水煎服，1日1劑，分3次服。

驗方二

【藥物組成】冬桑葉60克　菊花60克　生地60克　止血草150克　柏葉炭30克　白茅根30克

【適應證】各種原因引起的鼻出血。

【製用方法】上藥水煎服，1日1劑，分3次。

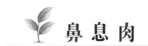

鼻息肉

驗方一

【藥物組成】辛夷花14克　甘草3克　煅石膏6克　梔子6克　黃芩6克　麥冬9克　百合15克　知母6克　升麻3克　枇杷葉3片（去毛，蜜炙）　白芷9克　通草2克　薏苡仁60克

【適應證】鼻息肉。

【製用方法】上藥水煎服，1日1劑，分3次服。

驗方二

【藥物組成】硇砂5克　輕粉1克　雄黃1克　冰片2克　通草2克　細辛2克　白芷3克　蒼朮6克　蕤仁2克　皂莢2克（去皮子）　枯礬3克　九龍膽4克

【適應證】鼻息肉。

【製用方法】上藥共研極細末，另取白芷、細辛、薄荷各等分。煎汁勻藥粉如稀泥狀，塗點息肉，日1～3次。本藥有毒，切勿入口。

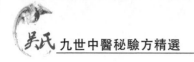

 急慢性咽炎

驗方一

【**藥物組成**】金銀花60克　連翹60克　犀角10克（羚羊角代替）　栀子10克　黃連10克　牛蒡子10克　玄參15克　人中黃9克　馬勃25克　薄荷18克　板藍根35克　綠豆皮15克桔梗18克　荊芥穗15克　僵蠶15克　炙香附子30克　防風9克腫節風30克　甘草3克

【**適應證**】適用於外邪壅結咽喉，咽部乾燥灼熱，微紅腫，疼痛，喑啞，納食不利，繼則紅腫加劇，喉間如物阻塞，咳嗽痰多黏稠，伴風熱表證或風寒表證。

外治：冰硼散，冰麝散吹喉，1日5～8次。

【**製用方法**】上藥水煎服，1日5～8次。1日1劑。

驗方二

【**藥物組成**】天冬9克　生地黃9克　麥冬9克　玄參9克牡丹皮9克　桔梗30克　赤芍8克　浙貝母12克　薄荷9克甘草6克　栀子9克　黃連9克　白芍3克　連翹15克　馬勃15克腫節風30克

【**適用症**】適用於陰虛火旺而致慢性咽炎，咽腫乾痛，反覆發作，伴鼻子乾口乾，咽痛，吞咽不利，夜間尤甚，兼顴赤，乾咳，盜汗，消瘦，腰酸耳鳴，手足心熱，舌質紅，脈細。

【**製用方法**】上藥水煎服，1日1劑，分3次。

驗方三

【**藥物組成**】熟地黃 60 克　牛膝 12 克　炙甘草 5 克　澤瀉 8 克　肉桂 7 克　炙附子 10 克　薑黃連 3 克　炒桔梗 16 克　僵蠶 10 克　腫節風 30 克

【**適應證**】適用於元陽虧損，咽喉腫痛，乾澀，面白乏力，納少，便溏，時有顴浮紅如塗脂粉，舌質淡，脈細弱，兩尺尤微。

【**製用方法**】上藥水煎服，1 日 1 劑，分 3 次冷服。

驗方四

【**藥物組成**】僵蠶 30 克　大黃 20 克（後下）　朴硝 20 克（烊化服）　甘草 20 克　梔子仁 10 克　薄荷葉（後下）10 克　黃芩 10 克　連翹 120 克　淡竹葉 15 克　炒黃連 7 克　防風 3 克　荊芥穗 5 克　當歸尾 9 克　陳皮 3 克　煅石膏 20 克　桔梗 60 克　香附子 15 克　腫節風 20 克

【**適應證**】適用於胃腑積熱，咽腫痛，乾澀口臭，齦腫，渴喜冷飲，噯腐冷飲，胃脘不舒，大便秘結或酸腐熱臭，苔黃膩，脈滑數。

【**製用方法**】上藥水煎服，1 日 3 次，分 3 次服。

驗方五

【**藥物組成**】腫節風 30 克　射干 9 克　桔梗 9 克　炒黃連 6 克　梔子仁 3 克　生地 17 克　麥冬 9 克　玄參 9 克　馬勃 12 克　威靈仙 3 克　甘草 3 克　金銀花 15 克　連翹 15 克　荊芥葉 15 克　薄荷葉（後下）15 克　板藍根 21 克　山豆根 18 克　天冬 9 克

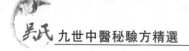

赤芍4克　炒香附子19克

【適應證】慢性咽炎。

【製用方法】上藥水煎服，1日1劑，分3次服。

扁桃體周圍膿腫（喉痛）

驗方一

【藥物組成】金銀花60克　連翹60克　牛蒡子12克　紫花地丁30克　桔梗38克　土貝母18克　荊芥10克　防風10克　製沒藥6克　黃芩12克　黃連9克　大青葉21克　馬勃30克　僵蠶30克　花粉15克　犀角18克（羚羊角代替）

【適應證】適用於火熱毒邪結聚而致乳蛾紅腫不消，咽痛劇烈牽及耳部，吞咽痛甚，張口障礙，口渴口臭，發熱等。

【製用方法】上藥水煎服，1日1劑，分5次頻服。

驗方二

【藥物組成】金銀花60克　連翹60克　板藍根60克　青黛30克（沖服）　紫花地丁60克　七葉一枝花25克　當歸尾21克　赤芍15克　草河車35克　天花粉20克　皂角刺15克　黃蓍10克　白芷15克　甘草10克　黃連15克　黃芩15克

【適應證】適用於咽部腫甚，臉耳受連，成膿期，痛劇等。

【製用方法】上藥水煎頻服，1日1劑。

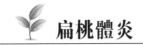

扁桃體炎

驗方一

【藥物組成】連翹38克　犀角18克（羚羊角代替）　牛蒡子18克　荊芥15克　防風15克　梔子15克　桔梗15克　玄參15克　黃連15克　金銀花30克　黃芩15克　薄荷15克　甘草10克　大黃10克（後下）　朴硝10克（烊化服）　板藍根21克　馬勃30克　炒薑蠶9克　紫花地丁21克　浙貝母15克

【適應證】適用於急性乳蛾高腫而根腳收束，表面高低不平，呈深紅色，有時出現白色或黃白色小星點，也可見黃白色膿樣膜狀物，易於拭破，拭去後不出血，灼熱疼痛，吞咽困難，可兼見外感表證。

【製用法】上藥水煎服，1日1劑，分多次頻服。

驗方二

【藥物組成】熟地黃60克　知母15克　天冬15克　黃柏15克　炒枳殼15克　生地黃30克　麥冬15克　茵陳蒿15克　石膏15克（煅）　黃芩15克　板藍根15克　丹皮15克　射干13克　桔梗33克　腫節風30克　僵蠶15克

【適應證】適用於陰虛火旺喉核微腫微紅，疼痛不劇，哽咽不利，午後甚，口乾舌燥，不喜多飲，面紅，煩熱，手足心熱，舌紅脈細數。

【製用方法】上藥水煎服，1日1劑，分3次服。

驗方三

【藥物組成】金銀花 20 克　桔梗 20 克　當歸 7 克　鬱金 18 克　赤芍 8 克　板藍根 10 克　生地黃 12 克　玄參 12 克　赤茯苓 12 克　山豆根 6 克　荊芥 4 克　牡丹皮 4 克　川貝母 6 克　甘草 3 克　燈芯草 15 克　石斛 5 克　僵蠶 10 克　腫節風 15 克　香附子 30 克

【適應證】適用於氣鬱痰結，雙側喉核腫大，色淡不紅，或現蒼白，質地實而不柔，表面亦多光滑，無明顯疼痛，兼情志抑鬱，心煩易怒，口苦脅痛，兼胃脘不舒，噯腐吞酸，口穢口渴，大便乾秘者，也有喉核觸之硬實者。

【製用方法】上藥水煎服，1 日 1 劑，分 3 次或多次頻服。

急性喉頭水腫

驗方一

【藥物組成】生石膏 180 克　生地黃 30 克　犀角 30 克（羚羊角代替，研末沖服）　黃連 25 克　梔子 15 克　桔梗 15 克　黃芩 15 克　知母 15 克　赤芍 15 克　玄參 15 克　紫花地丁 25 克　連翹 15 克　金銀花 25 克　竹葉 10 克　甘草 5 克　牡丹皮 15 克　牛黃 3 克（沖服）　煅硼砂 15 克（沖服）　大黃 8 克（後下）　冰片 3 克（沖服）　蟾酥 3 克（研末沖服）　珍珠 9 克（研末沖服）　薄荷 15 克（後下）　板藍根 60 克　浙貝母 21 克　野菊花 30 克

【適應證】適用於邪毒內侵外攻而致咽喉發乾，咽部一側或雙側突然腫脹疼痛，吞咽不利，發展急速，灼熱不

適，數小時腫痛可波及咽喉全部，呈紫紅色，繼而頸、頜、腮、齦等處迅速漫腫，甚則腫連胸前，頸項強直，如蛇纏繞，伴麻癢，懸雍垂亦明顯腫脹，痛劇，有堵塞感，緊澀，湯水難下，強飲則嗆，痰涎壅盛，語言不清，呼吸困難或牙關拘急，口噤難開，兼腐爛口臭，病情危重。

【製用方法】上藥水煎或研末沖服，1日6～10次頻服，並以藥漱口。

驗方二

【藥物組成】鮮蒲公英50克　鮮紫花地丁50克　七葉一枝花50克　九龍膽50克　鮮野菊花50克　金銀花50克　冰片100克　黃連50克　大黃50克　蟾酥15克

【製用方法】上藥共研細末搗爛如泥，外貼，每日一換。此外，可含服冰麝散、梅花點舌丹、喉炎丸等。

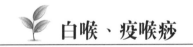

白喉、疫喉痧

驗方一

【藥物組成】金銀花60克　玄參10克　生地黃10克　板藍根60克　土牛膝根60克　草黃連20克　川貝母15克　薄荷18克(後下)　牡丹皮12克　黃芩12克　綠豆皮15克　竹葉30克　生石膏30克　犀角18克(羚羊角代替)　重樓16克　山豆根15克　馬勃21克　赤芍9克

【適應證】適用於瘟毒攻咽，咽喉出現白膜，逐漸蔓及喉關內外，呼吸受阻，白膜牢固，剝之則出血，很快又

生新的白膜，甚則腫塞喉間，引起窒息等。

【製用方法】上藥水煎頻服，1日6～10次，並漱口。

驗方二

【藥物組成】荊芥穗10克　防風10克　杏仁10克　生石膏60克　金銀花30克　犀角6克（羚羊角代替、研末沖服）　鮮石斛45克　鮮生地黃45克　鮮薄荷葉12克　甘草5克　黃連10克　焦梔子10克　牡丹皮10克　赤芍10克　玄參18克　連翹殼18克　鮮淡竹葉10克　白茅根60克　鮮蘆根160克　黃芩10克　枳殼10克　大青葉60克　桔梗3克　貝母9克　大黃6克（後下）　僵蠶30克

【適應證】適用於疫毒內鬱，發熱咽喉腫痛爛，潰爛腐肉色微黃，易於剝離，剝脫後不出血，紅腫腐爛甚者痛如刀割，湯水難下，全身痧斑等。

【製用方法】上藥水煎頻服，1日6～10次，並漱口。外治同上。

咽黏膜結核、喉口結核

驗方

【藥物組成】知母15克　黃柏15克　生地黃15克　熟地黃20克　麥冬10克　牡丹皮10克　澤瀉10克　白芍10克　百合10克　山茱萸10克　雲茯苓10克　沙參10克　山藥10克　甘草5克　當歸9克　川芎9克　赤芍9克　紅花9克　金銀花19克　板藍根18克

【適應證】適用於腎水下竭，相火上亢而致咽喉乾燥。如有芒刺，微痛，顏色晦暗，有紅白斑點或滿繞紅絲，日久見漸腐爛，腐衣疊若蝦皮，吞咽困難，疼痛，咽間乾燥癢痛，夜甚，兼咳嗽咯血，音啞，咳痰不暢，潮熱盜汗，身體消瘦，舌紅，脈細數等。

【製用方法】上藥水煎頻服，1日5～7次。

懸雍垂血腫

驗方一

【藥物組成】黃連20克　生地黃10克　玄參10克　紫花地丁60克　枳殼10克　桔梗20克　牛蒡子10克　防風10克金銀花30克　黃芩15克　穿山甲6克　牡丹皮15克　蒲公英35克　板藍根30克　甘草3克　生石膏30克　馬勃15克　桑葉21克菊花18克　赤芍12克　梔子仁15克

【適應證】適用於身體陽盛，脾胃積熱而使口內忽生紫色血泡，迅速脹大，形似黃豆、桂圓，大者如桃、李，大小不一，脹痛難忍，妨礙飲食，舌不能伸，口不能言，頭項強直等。

【製用方法】上藥水煎頻服，1日6～10次。

驗方二

【外治法】速以消毒小刀或竹刺將血泡輕輕刺破，流出紫血，再用真麻油頻服，後以冰麝散吹之或以六神丸、喉炎丸、喉症丸含化之。

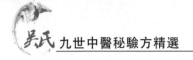

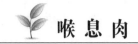 **喉息肉**

驗方一

【藥物組成】桔梗35克　薏苡仁60克　金銀花15克　當歸10克　赤芍12克　山豆根6克　香附子10克（蜜炙）　生地黃20克　玄參20克　赤茯苓20克　荊芥5克　牡丹皮5克　川貝母3克　甘草3克　馬勃9克　射干9克　板藍根15克　柴胡9克　鬱金12克

【製用方法】上藥水煎服，1日1劑，分3～5次服。

驗方二

【藥物組成】冰片、麝香、牛黃、青黛、薄荷葉、馬勃、雄黃、蟾蜍、黃連、硼砂、珍珠、梔子炭、紫草、硇砂。

【製用方法】上藥各適量，共研細末，吹患處，1日3～6次。

 咽部潰瘍

驗方一

【藥物組成】蘆薈5克　胡黃連5克　石膏15克　羚羊角5克(研末沖服)　梔子5克　桔梗17克　牛蒡子15克　銀柴胡5克　黃連5克　玄參15克　薄荷葉5克　升麻3克　甘草3克　淡竹葉6克　生地黃15克　黃芩7克　牡丹皮7克　重樓15克

【適應證】適用於症見咽喉或上齶出現豆樣黃白色腐爛瘡，或瘡色紅黃，或白頭赤根，表面有污穢膿性物，周圍紅赤。初期喉關微痛，繼而腐爛，多在一側，大小不一，腐肉較厚，其色灰白，不易剝脫，氣味惡臭，易出血，可伴有發熱，便秘，納呆。

【製用方法】上水煎服，1日1劑，分5次頻服。

驗方二

【藥物組成】荊芥12克　防風12克　牛蒡子10克　甘草3克　金銀花30克　連翹30克　桑白皮10克　赤芍10克　桔梗25克　黃芩15克　天花粉15克　玄參12克　浙貝母12克　熟地黃9克　天冬9克　炒枳殼9克　茵陳蒿9克　麥冬9克　石斛9克　生地黃9克

【適應證】適用於外感風熱而致喉關外上齶或懸雍垂的兩旁生瘡，喉底部（咽後壁）極少發現。初起先有潮熱疼痛或生水泡，繼而腐爛，疼痛加劇。腐爛呈點狀分散，多少大小不一，周圍有紅腫的暈，食辛辣熱湯物，則灼痛更甚，有併發口瘡者。

【製用方法】上藥水煎服，1日數次，日1劑。

驗方三

【藥物組成】全當歸18克　知母9克　白芍9克　川芎9克熟地黃18克　生地黃18克　黃芩9克　玄參18克　黃柏9克金銀花21克　敗醬草21克　牡丹皮12克　苦桔梗15克　草黃連9克　黃連3克　山萸肉30克

【適應證】適用於陰虛不足，虛火客於咽喉發瘡，色白，周圍顯紅暈，咽乾燥不潤，色暗，出氣清冷，口無臭，口穢等內熱之症。可兼口燥目澀，手足心熱，盜汗健忘，夜寐不安，飲食咽痛，舌紅，脈細數。

【製用方法】上藥水煎服，1日1劑，頻服。

驗方四

【藥物組成】人參9克　當歸12克　山藥12克（酒炒）熟地黃80克　陳皮5克　炙甘草5克　升麻3克　柴胡9克　黃蓍15克　黃精9克　土茯苓60克　山豆根12克　玄參12克　桔梗15克

【適應證】適用於咽瘡經久不癒，疼痛，吞咽尤甚，妨礙飲食，體虛乏力，神疲多倦，舌淡苔薄，脈細弱。

【製用方法】上藥水煎服，1日1劑，分多頻服。

驗方五

【藥物組成】土茯苓50克　鐘乳石25克　琥珀10克　朱砂10克　珍珠10克　冰片5克　紫花地丁30克　乳香50克　沒藥5克　孩兒茶5克　當歸9克　丁香5克　槐角5克　白芷7克　防風3克　輕粉（花椒7克煎水調蒸取4克）　紫草15克　金銀花60克

【適應證】適用於咽瘡經久不癒咽部潰瘍。

【製用方法】上藥共研細末。以土茯苓450克、腫節風60克，煎汁，沖服藥粉，每次3～5克，每日3次。本病外治法可參考喉息肉。

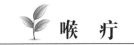 **喉　疔**

驗　方

【**藥物組成**】金銀花60克　紫花地丁60克　牛黃6克（沖服）　犀角18克　生地黃30克　連翹心60克　黃連15克　黃芩15克　敗醬草30克　七葉一枝花20克　淡竹葉15克　甘草10克　紫背天葵子30克　蒲公英30克　赤芍15克

【**製用方法**】上藥水煎頻服，可用藥汁時時漱口。

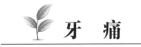 **牙　痛**

驗方一

【**藥物組成**】防風3克　升麻30克　白芷6克　枳殼30克　地骨皮30克　淡竹葉15克　薄荷21克（後下）　當歸尾30克

【**適應證**】主治一切牙痛。

【**製用方法**】上藥水煎服，1日1劑，分3～5次服。

【**加減變化**】風熱火旺者，加栀子9克、柴胡12克、大黃9克（後下）、石膏60克、金銀花60克；

虛火上升者，加玄參30克、知母15克、丹皮15克、黃柏15克、生地黃21克、山茱萸9克；

痛甚牙床腫脹有膿者，加赤芍25克、黃連18克、金銀花120克、連翹60克、黃芩15克、蒲公英30克、紫花地丁30克。

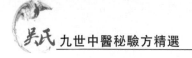

驗方二

【藥物組成】白蒺藜250克（去刺，炒黃）　補骨脂250克

【適應證】牙齒動搖不固。

【製用方法】上藥共研細末，取純淨肥肉，將肉切成片後，與藥粉拌勻後蒸熟，藥肉同食，連吃7～15次，每天1次。

驗方三

【藥物組成】黃連15克　花椒30克　冰片10克(烊化)　五靈脂15克　白薇15克　骨碎補3克　細辛3克　蜂房30克　鶴虱10克

【適應證】蟲牙痛

【製用方法】上藥水煎汁，漱口，日數次，切勿吞服。

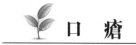

口　瘡

驗　方

【藥物組成】黃柏15克　黃連15克　爐甘石10克　冰片5克　五倍子15克

【適應證】口瘡。

【製用方法】上藥共研細末，外擦塗，日數次。

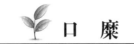

口　糜

驗　方

【**藥物組成**】黃蓍6克　半夏6克　炙甘草6克　柴胡9克
人參9克　白朮9克　益智仁9克　當歸尾12克　陳皮12克
升麻12克　蒼朮20克　薏苡仁20克　扁豆20克　雲茯苓20克
金銀花20克

【**適應證**】口腔黏膜發生白色糜點如粥樣，不融合成片，口有異味。

【**製用方法**】上藥水煎服，1日1劑，分3次服。

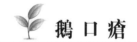

鵝　口　瘡

驗　方

【**藥物組成**】生地黃21克　甘草15克　桔梗15克　澤瀉
10克　木通8克　防風6克　栀子9克　薄荷9克　麥冬9克
玄參9克　水燈草30克　竹葉10克　金銀花60克　炒牛蒡子9克
茯苓30克　蒼朮30克　黃連18克　黃芩15克

【**適應證**】濕熱引起的鵝口瘡，症見口腔內黏膜白屑
滿布，白腐膜狀物擴大聯合成片，不易拭除，強拭則出
血，隨後又生。

【**製用方法**】上藥水煎服，1日1劑，分3次服。
外治可用冰硼散或口瘡外用方。

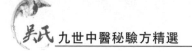

剝脫性唇炎

驗　方

【**藥物組成**】防風 18 克　荊芥 18 克　當歸 18 克　酒白芍 18 克　連翹 18 克(去心)　土炒白朮 18 克　川芎 8 克　薄荷 18 克　麻黃 18 克　梔子 18 克　黃芩 30 克　煆石膏 60 克　桔梗 45 克　甘草 75 克　滑石 120 克　蟬蛻 21 克　柴胡 15 克　赤芍 10 克　白鮮皮 21 克　黃連 18 克　金銀花 60 克

【**適應證**】用於唇部紅腫、疼痛，日久破裂流水，可見嘴唇不時動。

【**製用方法**】上藥水煎服，1 日 1 劑，分 3 次服。

第六章

骨傷科跌打損傷

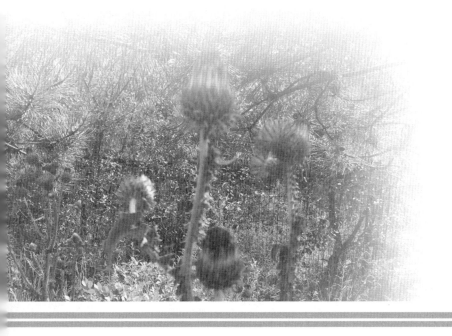

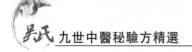

 一切跌打損傷等

驗方一

【方名】太保救命十三湯（秘傳）。

【藥物組成】烏藥9克　蘇木9克　紅花9克　三棱16克　當歸尾16克（酒浸洗）　骨碎補16克（酒浸蒸）　桃仁16克（去皮尖）　香附子11克（酒、醋各半浸炒）　赤芍11克　蓬朮11克（黃土炒微焦黃）　元胡11克　木香6克　砂仁5克（去殼，研末沖服）　散血丹9克　見腫消12克　鬱金12克　羌活9克　蒼耳子9克

【加減變化】新傷加劉寄奴、青皮各7克；傷重者加地鱉蟲9克、三七6克；傷於上部者加當歸身18克；傷於下部者加杜仲18克；陳舊性傷痛者加虎骨18克；傷於四肢加牛膝18克。

【適應證】本方為專治一切跌打損傷和點穴救命專用總方，古代為師傳徒之絕技方，江湖上雖也有本方流傳，但均不是正宗，今據家傳明朝秘本，經與多種版本對比、實踐、觀察、考證後，證實本方為正宗秘傳真方，為繼承、挖拓、整理傳世於後，今將原方錄抄如上，以供同道及武學者研修之。

【製用方法】上藥以陳年老酒、水各半煎服，蓋被暖出汗，3天即癒。

驗方二

【方名】天王救命酒（秘傳）。

【藥物組成】全當歸25克（5年以上，酒浸3天）　川續斷
13克　牡丹皮13克　陳皮13克　杜仲13克　川牛膝13克　製
川烏13克　製草烏13克　防風13克　荊芥13克　桔梗13克
紅花13克　血竭13克　煅自然銅13克　秦艽13克　骨碎補13克
（酒蒸）　防己13克　人參13克　桑寄生13克　紫茄皮25克
生地黃25克　甘松25克　川芎9克　柴胡9克　肉桂9克　朱
砂15克　虎骨30克　鮮桑枝150克

【適應證】一切跌打損傷、骨折、傷筋，苦不堪言，
痛不可忍者。配服「天龍救命丹」，其效如神。

【製用方法】上藥共研細末，用布包之，好白酒5千
克，先浸泡5天，再隔水煎沸後小火煎60分鐘，起鍋，埋於
土下，深2米，共7天7夜。取出後，每日兩小杯，特效。

驗方三

【方名】天龍救命丹（秘傳）。

【藥物組成】朱砂18克　肉桂18克　桂枝18克　羌活18克
獨活18克　秦艽18克　五靈脂18克　劉寄奴18克　赤芍18克
枳實18克　蒲黃18克　烏藥18克　青皮18克　土狗18克　貝
母18克　韭菜子18克　破故紙18克　胎骨25克　蘇木25克
三棱25克　元胡25克　香附子25克　葛根9克　陳皮6克　前
胡6克　麝香6克　莪朮30克　當歸尾30克　杜仲30克　桃仁
30克　木香35克　地鱉蟲45克　紫茄皮45克　硼砂45克　血
竭45克　煅自然銅45克　三奈18克　卷柏12克

【適應證】一切跌打損傷、傷筋肌腫、穴位點傷等。

【製用方法】上藥共研細末，裝入瓷瓶內密封，傷重者每次服3克，輕者2克。陳年老酒沖服，3次即癒。

驗方四

（1）上部受傷方：

【藥物組成】生地7克　白芷7克　血竭7克　虎骨7克　朱砂18克　骨碎補14克　細辛14克　製乳香3克　製沒藥3克　桂枝9克　鬱金9克　川芎9克　當歸尾9克　羌活12克　青皮12克　苧麻（炙灰存性）12克　藁本6克　天花粉、赤芍各15克　陳皮、紫茄皮各10克　防風13克　蔓荊子13克

【適應證】一切跌打損傷、傷筋肌腫，傷在上部者。

【製用方法】上藥水、酒各半煎服，蓋被取汗，1劑而癒。

注：血竭、朱砂、乳香、沒藥另包研末沖服。

方（2）中部受傷方：

【藥物組成】生地12克　猴骨12克　地鱉蟲6個　甘草4克　紫茄皮6克　秦艽6克　川芎6克　川續斷6克　血竭6克　元胡12克　柴胡12克　杜仲12克　當歸12克　赤芍12克　桃仁12克　炮山甲12克　紫蘇12克　補骨脂12克　紅花6克　製乳香3克　製沒藥3克　赤茯苓13克

【適應證】一切跌打損傷、傷筋肌腫，傷在中部者。

【製用方法】上藥煎內服，1日3次。

注：水、酒各半煎內服，乳香、沒藥另外研末沖服。

方（3）下部受傷方：

【藥物組成】生地12克　紫茄皮7克　懷牛膝7克　川芎

7克　秦艽7克　防己7克　赤芍7克　五靈脂7克　肉桂7克
香樟木7克　木瓜7克　南蛇7克　炒杜仲7克　骨碎補7克
煆自然銅7克　獨活17克　當歸尾17克　薑黃17克　陳皮17克
紫蘇17克　海風藤17克　千年健17克

【適應證】一切跌打損傷、傷筋肌腫，傷在下部者。

【製用方法】上藥水、酒各半煎內服，1日3次。

【加減變化】腫甚不消加三棱9克，腳腫不消者重用
紫茄皮12克、牛膝15克。

方（4）左邊受傷方：

【藥物組成】製乳香3克　製沒藥7克　元胡7克　赤芍
7克　赤茯苓7克　紅花12克　陳皮7克　半夏7克　五靈脂7克
杏仁7克　桃仁17克　甘草12克　鬱金12克　莪朮6克　三棱
6克　菟絲子6克　龍膽草6克　何首烏14克　大棗3枚

【適應證】一切跌打損傷、傷筋肌腫，傷在左側者。

【製用方法】上藥水、酒各半煎服，1日3次。

方（5）右邊受傷方：

【藥物組成】當歸尾9克　紅花9克　元胡9克　丹皮9克
鬱金9克　五靈脂9克(醋炒)　懷牛膝9克　龍骨9克　木香9克
羌活9克　蘇木9克　厚朴5克　甘草5克　蒲公英5克　桃仁
15克　香附子19克　製何首烏8克

【適應證】一切跌打損傷、傷筋肌腫，傷在右側者。

【製用方法】上藥水、酒各半煎服，1日3次。

方（6）全身受傷方：

【藥物組成】丹皮8克　陳皮8克　上桂8克　羌活8克
紅花12克　當歸身8克　明皮藥6克　桔梗6克　川厚朴6克

木通6克　枳殼5克　甘草5克　生地12克　懷牛膝12克　製乳香6克　白芷6克　威靈仙6克　劉寄奴9克　台烏藥6克　川芎5克　血竭10克　琥珀10克　青木香10克　地鱉蟲10克　炙穿山甲10克　連翹10克　柴胡10克　補骨脂10克　桃仁10克　大黃10克　花粉10克　杜仲10克　製沒藥10克

【製用方法】上藥水、酒各半煎服，1日數次。

注：明皮藥、製沒藥、琥珀、血竭、山甲、地鱉蟲，上藥共研細末，另包沖服。

【加減變化】頭部受傷加防風6克、羌活6克、藁本9克；小腹部受傷，小便不通，加生大黃7克、黑丑10克、桃仁10克；背部受傷，加秦艽17克、青皮10克，生香附子7克（研末沖服）；腰部受傷，加破故紙6克、川續斷8克、生杜仲8克；兩脅部受傷，加龍膽草12克、紅茜草17克；兩手部受傷，加桂枝、羌活各6克（春冬二季重用）；兩足部受傷，加牛膝8克、紫茄皮8克、木瓜8克；兩脅部受傷，加白芍8克、蔓荊子5克、白蒺藜5克；痛甚加黃銅錢3枚。

驗方五

【方名】吳氏保命接骨丹。

【藥物組成】骨碎補（去毛，酒蒸）12克　當歸尾9克（酒洗）　孩兒參9克　酸棗仁9克(去皮)　大黃9克（酒浸蒸九次、曬乾）　黃麻根（燒乾）12克　土鱉蟲（用活的，浸入酒內放火鍁上炙焦，去頭足，研細末）10克　麝香10克　乳香11克　雄黃11克　朱砂11克　血竭11克　自然銅11克（醋煆7次，大塊為佳品）

硼砂5克

【適應證】一切跌打損傷，筋斷骨折，傷重命危者。

【製用方法】上藥共研極細末，裝入瓷瓶內，用黃蠟封口。凡因跌損致傷而有微氣者，以好酒沖服0.5～1克，過喉即活，連服即癒。

驗方六

【方名】吳氏神效接骨丹。

【藥物組成】桑枝(鮮品)5千克(煎湯代水)　地鱉蟲30克　白蔻（去殼）7克　煅自然銅25克　製乳香24克　製沒藥24克　紅蘇木24克　川續斷24克　藏紅花24克　當歸身24克　新會皮24克　桑白皮24克　風茄花24克　延胡索30克　骨碎補30克　月石骨24克　接骨木30克　接骨草30克　接骨藤24克　杏仁35克　紫茄皮37克　丹皮13克　青皮13克　烏藥13克　製草烏13克　製川芎13克　赤芍13克　三七15克　前胡13克　炙甘草55克　虎骨55克　肉桂55克　炒杜仲55克　雲耳7克　血竭30克　地龍15克　麝香5克

【適應證】一切骨折筋傷，肌損血瘀。

【製用方法】上藥共研細末，裝入瓷瓶密封，遇骨折或傷筋動骨者，急以桑枝煎柬加入白酒沖服，每次3～5克。

驗方七

【方名】吳氏神效接骨散

【藥物組成】麝香8克　樟腦5克　三棱30克　赤芍30克　僵蠶30克　生川烏30克　生草烏30克　羌活30克　生大黃30克

貫眾 30 克　獨活 30 克　當歸 30 克　透骨丹 30 克　甜瓜子 30 克　川芎 30 克　生自然銅 30 克　白芷 30 克　金銀花 30 克　生杜仲 30 克　散血丹 30 克　八里麻 30 克　祖師麻 30 克　荊芥 30 克　防風 30 克　五味皮 30 克　紅根草 30 克　炙穿山甲 30 克　黃芩 30 克　川黃柏 30 克　官桂 30 克　皂角核、蟬蛻、龜板、製乳香、製沒藥、朱砂、連翹、五倍子各 30 克　薺菜 30 克（注：薺菜春夏用鮮品）　蜈蚣 8 條　鮮桑白皮 50 克　推車蟲 27 克　苞山虎 27 克　韭菜根 27 克　人中白 27 克

【適應證】一切骨折、跌打腫痛。

【製用方法】上藥共研細末，裝入瓷瓶密封。凡遇骨折肌腫、傷筋動骨，以雞蛋清、黃酒調藥粉，敷患處，每天換 1 次，3 天即癒。使用注意：皮膚破損、骨折沒有復位者均不可用。

驗方八

【方名】陳舊性跌打損傷方。

【藥物組成】骨碎補（酒蒸）30 克　金毛狗脊（去毛，酒蒸）18 克　落得打 12 克　炒枳殼 12 克　白茯苓 15 克　炒杜仲 15 克　甜桔梗 15 克　藏紅花 5 克　人參 18 克　煨木香 9 克　炒當歸 16 克　酒製香附子 18 克　製沒藥 10 克　台烏藥 10 克　炒青皮 10 克　炒丹皮 10 克　新會皮 8 克　五加皮、地骨皮各 12 克　老秦艽 15 克　桃仁 15 克　杏仁 15 克　炒牛膝 15 克　煅自然銅 7 克　童木通 7 克　上桂 7 克　胡桃 30 個（去殼）　虎骨 3 克　炒破故紙 9 克

【適應證】一切陳舊性骨折、跌打損傷、腫痛。

【製用方法】上藥共研細末，陳年小米酒沖服，7 天

即癒。

驗方九

【方名】吳氏跌打損傷藥酒秘方。

【藥物組成】路路通18克 生地黃80克 十大功勞45克 胡桃肉250克 龍眼肉250克 廣三七40克 丹皮40克 骨碎補45克 川續斷40克 虎骨18克 川牛膝16克 川紅花16克 川芎30克 枸杞子30克 白芍30克 杜仲30克 土鱉蟲15克 製水蛭10克 鬱金120克

【製用方法】上藥用好白酒20千克，浸泡密封，埋入地下，深3公尺，9天後取出，再密封9天，每天搖3次，內服每次1小杯，不可過量，重傷者7～10天即癒；一般輕傷3天即癒。

驗方十

【方名】吳氏傷藥酒方。

【藥物組成】大生地50克 秦艽30克 虎骨25克 紅花27克 牛膝25克 五加皮26克 澤瀉26克 遠志26克 台烏藥26克 枸杞子26克 茯苓26克 麥冬26克 杜仲26克 黃耆26克 丹皮26克 全當歸35克 川續斷18克 桂枝15克 香附子15克 枳殼15克 破故紙15克 白茄根180克 人參180克 胡桃肉180克 大棗肉180克 甘草10克

【適應證】一切勞役累損，腰肌勞損，過度而傷者。

【製用方法】上藥用白酒15千克，文火煎沸35分鐘，退火後速埋入地下3公尺，7天後 取出，日服3次，每次

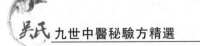

1小杯，一般5～7天即癒，嚴重者10～20天即癒。

驗方十一

【方名】吳氏秘傳跌打丸。

【藥物組成】三七120克　金土鱉蟲120克　桃仁100克　紅花100克　赤芍100克　當歸尾250克　製乳香100克　劉寄奴175克　續斷90克　防風90克　枳實90克　薑黃90克　蒲黃80克　木通75克　大黃30克　穿山龍85克　毛薑125克　降真香45克　甜瓜子仁145克　桔梗90克　血竭95克　鬱金300克　甘草30克

【適應證】主治一切跌打損傷，閃腰挫傷疼痛等。

【製用方法】上藥共研細末，做水丸，每丸重12克，每次服1丸，每日3次。

類風濕性關節炎

驗方一

【方名】吳氏風濕藥酒。

【藥物組成】製首烏80克　荊皮55克　鑽地風12克　丹皮50克　川續斷(鹽水炒)50克　五加皮50克　虎骨40克　鬱金60克　烏藥52克　桑寄生30克　茯苓45克　川芎50克　元胡55克　全當歸75克　肉桂30克　獨活35克　防風25克　人參70克　製乳香30克　製沒藥30克　白花蛇10條　生荷仁50克　桔梗17克　豨薟草60克　羌活22克　製草烏30克　製香附子55克　老君鬚50克　焦白朮45克　牛膝30克　橘紅40克　威

靈仙 80 克　秦艽 45 克　松節 40 克　桂枝 25 克　透骨草 120 克
製川烏 30 克　雞血藤 150 克　製白附子 50 克　麻黃 30 克　雷公
藤 30 克　海風藤 60 克　木香 15 克　獨一味 30 克　製馬錢子 20 克

【適應證】類風濕、風濕關節炎、肩周炎、腰腿酸痛、坐骨神經、骨質增生、頸椎病等筋骨不利，活動受限。

【製用方法】上藥用好白酒 25 千克，裝入瓷罐內，煎 45 分鐘，迅速埋入地下 3 米深，3 天後取出，每天服 3 次，每次 1 小杯，一般 7 天即癒，特別嚴重者也僅需 10～20 天。

驗方二

【藥物組成】灸川烏 15 克　全蠍（清水蠍，另研細末備用）10 克　人參 6 克　烏梢蛇 15 克（另包研末備用）　甲珠 15 克（另包研末備用）　土鱉蟲 10 克（另研細末備）　白花蛇 6 克（另包研末備用）　灸黃蓍 15 克　蜈蚣 3 條（另研細末備用）　地龍 12 克　雞血藤 30 克　青風藤 30 克　秦艽 15 克　雷公藤 6 克　羌活 9 克　桂枝 15 克　酒炒白芍 20 克　當歸 20 克　甘草 10 克　細辛 6 克　松節 8 克

【適應證】類風濕、風濕病。風濕虛寒。症見下雨，天氣冷，遇風而加重者。全身或局部關節疼，久不癒者。

【製用方法】上藥水煎取汁，以汁沖服所有藥末，1 日 2～3 次，連服 30 天。

驗方三

【藥物組成】金銀花 30 克　忍冬藤 30 克　蒲公英 30 克

黃柏 15 克　蒼朮 15 克　製南星 15 克　防己 20 克　桂枝 20 克
雞矢藤 12 克　威靈仙 15 克　桃仁 15 克　紅花 15 克　羌活 15 克
川芎 15 克　白芷 15 克　白芍 15 克　地龍 20 克　青風藤 30 克
全蠍 10 克　知母 15 克　生石膏 30 克　烏梢蛇 15 克

【適應證】風濕熱痛，症見遇熱或行車、行走、飲酒後關節或局部紅腫、發熱。

【製用方法】上藥水煎內服，1 日 3 次，2 日 1 劑。

驗方四

【藥物組成】全蠍 10 克　烏梢蛇 15 克　牛膝 15 克　土鱉蟲 10 克　黃蓍 30 克　忍冬藤 30 克　細辛 17 克　雷公藤 3 克　當歸 25 克　熟地黃 20 克　酒白芍 15 克　生白芍 15 克　石斛 20 克甘草 15 克　杜仲 15 克　桂枝 15 克　川芎 15 克　防風 15 克　羌活 15 克　獨活 15 克　寄生 15 克　透骨草 15 克　蒼耳子 15 克白毛藤 25 克

【適應證】風熱濕寒久治不癒，遇天氣變化而加重，癒後復發者。

【製用方法】上藥水煎內服，1 日 3 次。

驗方五

【方名】吳氏天麻通聖丹。

【藥物組成】全蠍 50 克（炒）　羌活 50 克　杭白菊 50 克野生天麻 50 克　防風 50 克　白花蛇 50 克（酒浸炙去皮）　白芷 50 克　虎骨 50 克（醋炙）　製白附子（炮製九次）75 克　肉桂 50 克杜仲 50 克（鹽水浸炒）　山藥 50 克（去皮炒）　全當歸 50 克（酒

浸一夜）　木香 50 克（醋炒）　炙甘草 50 克　威靈仙 50 克　細辛 50 克　白芍 50 克（酒炒）　秦艽 50 克（酒浸一夜）　荊芥 50 克　兩頭尖 50 克　萆薢 50 克（酒浸泡一夜）

【適應證】一切新舊風寒濕痺、關節變形、手足抖顫、腰腿酸軟無力、步行艱難、精神疲倦、不思飲食、口眼歪斜、痰涎壅盛、筋脈肌肉麻木、皮膚瘙癢、面腫頭痛、耳鳴目眩等。

【製用方法】上藥共研細末，每次服 10 克，溫熱水或白酒送服，1 日 2～3 次，一般 5 天即癒，嚴重者也不過 10～20 天，實為一個奇效經驗方。

驗方六

【藥物組成】人參 20 克　細辛 30 克　製黑附子 20 克　桂枝、白芍、知母、白朮、防風各 10 克　豨薟草（酒炒）60 克　甘草、麻黃各 6 克　生薑 3 片

【適應證】一切新舊風寒濕痺、關節變形、手足抖顫、腰腿酸軟無力、步行艱難、精神疲倦、不思飲食、口眼歪斜、筋脈肌肉麻木、面腫頭痛等。

【製用方法】上藥水煎內服，1 日 3 次。

【加減變化】指關節腫痛變形者，加川芎 60 克；趾踝部嚴重者，加牛膝 60 克；游走不定者，加羌活 30 克、獨活 30 克、重用防風；腫脹明顯者加薏苡仁 120 克；腰痛明顯者，加續斷 60 克、木瓜 15 克。

【療效】注：本方臨床應用已 140 餘年，對風濕、類風濕性關節炎、坐骨神經痛屬寒者具有神奇療效，總有效

率高達100%，治癒率98%以上，實為一大奇方。

坐骨神經痛

驗方一

【藥物組成】全當歸25克　人參25克　白芍25克　草果仁25克　大白25克　山楂25克　鑽地風25克　千年健25克　肉蓯蓉25克　荊芥25克　防風25克　白朮23克　雲苓23克　木瓜35克　大伸筋35克　小伸筋35克　透骨草35克　海風藤35克　追風藤35克　尋風藤36克　川續斷35克　製川烏35克　製草烏35克　夏天無35克　炒杜仲36克　川牛膝35克　馬錢子(油炒黃糊色，去皮毛)35克　麝香10克　鹿茸25克　虎骨10克　駝茸18克　劉寄奴18克　川芎15克　蒼朮18克　白花蛇20條

【適應證】坐骨神經痛，麻痹，癱瘓，久治不癒，血壓高。

【製用方法】上藥共研細末，用高粱酒15千克，煎25分鐘，退火，密封9天。1日服2～3次，每次5～10毫升。輕者10天，重者20～30天即癒。對風濕、類風濕、骨質增生也有特殊效果。

驗方二

【藥物組成】秦艽15克　獨活15克　防風15克　桑寄生15克　白人參15克　懷牛膝15克　炒杜仲15克　甘草15克　透骨草15克　卷柏15克　七葉蓮35克　生薑3片　川芎13克　茯苓12克　酒白芍12克　熟地黃12克　肉桂10克　細辛5克

當歸18克　海風藤17克

【適應證】坐骨神經、三叉神經痛、腰腿痛。

【製用方法】上藥水煎內服，1日3次。

骨質增生

驗方一

【藥物組成】麻黃30克　紅花16克　鬧羊花20克　當歸15克　防風10克　木瓜15克　艾葉9克　伸筋草31克　透骨草31克　羌活9克　獨活9克　杜仲15克　牛膝12克　桑枝24克　桂枝15克　蒼朮12克　蒼耳子9克　細辛30克　乾薑24克　木賊草31克　雞矢藤24克

【適應證】骨質增生、關節炎、半身不遂、腳後跟疼痛等。

【製用方法】上藥水酒各半煎沸，以蒸汽對準患部，蒸療和外洗，每次30～60分鐘，每日1～2次。

驗方二

【方名】吳氏骨癆方。

【藥物組成】龜板30克　鱉甲30克　虎骨10克　龍骨120克　地鱉蟲60克　參三七50克　大力牛35克　雪蓮花30克

【適應證】主治骨質增生、骨瘤。

【製用方法】上藥共研細末，以新鮮牛血調和如泥，陰乾後密封，或裝入膠囊。內服，每日3次，每次3～5克。

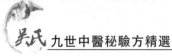

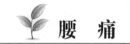

腰　痛

驗方一

【藥物組成】精製馬錢子150克　麻黃30克　細辛20克　蛤蚧1對　對僵蠶20克

【適應證】一切久治不癒腰痛（尿毒症、腎衰竭者不可服）。

【製用方法】上藥共研極細末，將藥放入自己做的米酒內（甜酒），10天後　服用，每日3次，每次少許，溫服。特效，大驗。

驗方二

【藥物組成】杜仲30克（鹽炒）　川續斷60克　枸杞子15克　金毛狗脊30克（酒炒，去毛）　黑老虎60克　牛蒡根30克　鎖陽15克　巴戟天15克　仙靈脾30克　肉蓯蓉20克　仙茅20克　黃柏15克（酒炒）　九香蟲15克（研末沖服）　製馬錢子3克（研末沖服）　人參15克　紅花60克

【適應證】一切久治不癒腰痛。

【製用方法】水煎內服，1日3次，2日1劑。

 麻木不仁、癱瘓

驗　方

【方名】吳氏起癱丸。

【藥物組成】豨薟草（酒炒9次）90克　生黃蓍150克　白蒺藜（炒黃去刺）30克　熟地黃30克　天麻30克　大伸筋25克　甘草6克　當歸30克　川芎25克　赤芍30克　生白芍15克　酒白芍15克　藏紅花15克　桃仁18克　一枝蒿10克　地龍30克　雞血藤30克　炒白朮25克　山茱萸20克　紅人參30克　天龍10克　地龍30克（酒炒）　蜈蚣80克　炙穿山甲20克　土貝母18克　白花蛇30克　黑螞蟻30克

【適應證】主治一切風寒濕虛而致的麻木不仁，關節僵硬變形，半身不遂，癱瘓。

【製用方法】上藥共研細末，煉蜜為丸，每丸重15克，每次服1丸，每日3次。

 # 風濕熱

驗　方

【藥物組成】當歸15克　羌活15克　紅花15克　桃仁15克　白朮15克　沒藥15克（製）　蘇木15克　乳香（製）15克　海馬5條　白花蛇3條　黃連10克　全蠍10克　製水蛭10克　五味子30克　遠志10克　生地10克　三七10克　黃蓍50克　劉寄奴35克　甘草3克　半枝蓮30克　忍冬藤60克　秦艽30克　鱉甲30克

【適應證】全身關節流注走痛，四肢僵硬麻木不仁，心臟病等。

【製用方法】上藥共研細末，裝入0號膠囊，每次服3～5粒，嚴重者5～10粒，每日3次。

注：本方臨床應用50年，經觀察療效極為顯著。

腦震盪後遺症

驗　方

【藥物組成】柴胡12克　川芎6克　紅花9克　桃仁9克
當歸15克　土鱉蟲10克　牡丹皮10克　丹參10克　製半夏10克
天麻10克　赤芍10克　羚羊角3克（研末沖服）　杭白菊12克
澤蘭15克　細辛9克　薄荷8克　蔓荊子30克　黃連5克　甘
草5克

【適應證】腦震盪、腦挫傷、頭痛、頭暈、噁心嘔吐
等症。

【製用方法】上藥水煎服，1日3次。

【禁忌】禁食雞、牛、羊肉、大蒜。

【加減變化】頭劇痛伴發熱者，加鉤藤30克、蟬蛻15
克、黃芩15克；健忘失眠者，加合歡皮15克、夜交藤30
克、炒酸棗仁60克、龍眼肉15克；頭暈甚者，加生牡蠣20
克、龍骨20克、防風15克；病程長久不癒者，加全蠍15
克、蜈蚣10克、廣三七12克（研末沖服）、人參15克。

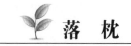
落　枕

驗　方

【藥物組成】黨參30克　葛根15克　黃蓍30克　蔓荊子
18克　黃柏8克　薑黃15克　川芎60克　紅花10克　獨活30克

白芍 12 克　升麻 6 克　炙甘草 5 克

【適應證】嚴重落枕。頸部活動受限，頸、頭脹痛。

【製用方法】上藥水煎內服，1 日 3 次。

腓腸肌痙攣

驗　方

【藥物組成】柴胡 9 克　黃蓍 30 克　桑寄生 18 克　丹參 15 克　金銀花 60 克　川紅花 10 克　蒲公英 30 克　紫花地丁 30 克　三棱 9 克　莪朮 9 克　製乳香 9 克　製沒藥 9 克　板藍根 30 克　伸筋草 60 克

【製用方法】上藥水煎內服，1 日 3 次。

【禁忌】禁食一切辛燥食物。

肥大性脊柱炎

驗　方

【藥物組成】威靈仙 15 克　全蠍 10 克　炮山甲 10 克　豨薟草 30 克　紅茜草 30 克　川續斷 15 克　毛薑 15 克　牛膝 12 克　烏梅 10 克　黃蓍 60 克　金毛狗脊（去毛片）50 克　七葉蓮 21 克　寄生 30 克　雪山蓮花 9 克　透骨草 60 克　金銀花 60 克　紅花 30 克

【適應證】腰痛，沿坐骨神經牽引下肢痛，轉側或俯仰困難，並伴頭暈、耳鳴、下肢麻木無力等。

【製用方法】上藥水煎溫服，1 日 3 次，2 日 1 劑。

【禁忌】服藥期間禁過性生活。

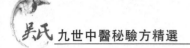

強直性脊柱炎

驗　方

【方名】吳氏腰痛丸。

【藥物組成】豹骨50克　黑螞蟻50克　人參60克　炮山甲50克　全蠍50克　製水蛭50克　藏紅花100克　川續斷60克　製馬錢子30克　一枝蒿30克　雪蓮花50克　金毛狗脊120克（酒蒸、去毛）　枸杞子60克　黃蓍60克　當歸50克　炒山藥30克　熟地黃50克　鹽杜仲75克　山茱萸75克　甘草30克　丹參40克　製乳香50克　製沒藥50克　牛膝60克（酒炒）　紅景天60克　焦三仙50克　砂仁60克　獨活60克　桑寄生60克　桃仁60克　赤芍100克　兩頭尖60克　九香蟲60克　元胡70克（醋炒）　炒白朮50克　黑老虎80克　海馬120克　巴戟天50克　冬蟲夏草60克　鹿茸70克　一枝蒿30克　白馬骨70克　雪裡開70克　鐵棒錘10克

【適應證】強直性脊柱炎，腰痛，沿坐骨神經牽引下肢痛，轉側或俯仰困難，並伴頭暈、耳鳴、下肢麻木無力，風濕、類風濕病、腰椎間盤突出、骨質增生、陽痿早洩、性功能下降等。

注：臨床運用本方治癒強直性脊柱炎患者1300多例，有特效。

【製用方法】上藥共研細末，每天3次，每次5克，最大劑量10克，白開水送服。也可煉蜜做成丸藥，每丸重10克，1日3次，每次1丸。

退行性腰椎狹窄

驗　方

【藥物組成】豹骨6克(研末沖服)　黃耆80克　丹參21克鹿角片18克　紫參20克　炒杜仲30克　全當歸24克　赤芍10克地龍10克　蘇木10克　澤蘭12克　金毛狗脊（去皮毛）26克細辛13克　路路通35克　人參10克　紅花30克

【適應證】適用於退行性腰椎狹窄引起的腰腿痛、骨質增生、風濕病、關節炎等。

【製用方法】上藥水煎內服，1日3次。

胸脅關節軟骨炎

驗　方

【藥物組成】瓜蔞皮18克　連翹18克　白芍18克　地骨皮18克　敗醬草18克　老桑枝30克　老槐枝30克　絲瓜絡10克鬱金10克　金鈴子10克　延胡索20克　金銀花30克　紅花15克桔梗15克　炒枳殼9克　佛手14克

【適應證】胸脅軟骨交界處非化膿性無灼熱的一種慢性疾患，症見患處腫脹疼痛，胸悶，深呼吸、咳嗽時加劇，局部隆起、壓痛。

【製用方法】上藥水煎內服，1日3次，另以熱藥汁敷患處。

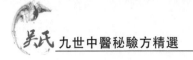

 # 肱骨外上髁炎

驗　方

【藥物組成】麻黃8克　白芥子12克　僵蠶9克　當歸21克　丹參25克　透骨草36克　製白附子10克（先煎去沫）　製川烏10克　製草烏10克　製乳香9克　製沒藥9克　雞血藤30克　白芍21克（酒炒）　香附子15克（酒炒）　元胡12克　桂枝36克　細辛7克　製穿山甲10克　黃蓍60克　紅花20克

【適應證】俗稱網球肘，症見肘關節外側疼痛，向前臂外側遠方放射，握物無力，但痛處不紅腫，活動基本正常。

【製用方法】上藥煎內服，1日3次，另用藥汁敷患處。

【加減變化】熱痛紅腫者，加丹皮10克、敗醬草30克、金銀花60克；久治不癒關節腫大變形者，加全蠍15克、烏梢蛇30克、土鱉蟲20克。

 # 股骨頭骨骺無菌性壞死

驗　方

【藥物組成】虎骨6克（研末沖服，可用狗骨代替）　全當歸30克（酒洗）　毛薑30克（酒蒸）　海馬30克　延胡索12克　陳皮12克　鬱金12克　白芷12克　肉桂12克　續斷12克　筋骨草12克　獨活18克　金毛狗脊（酒蒸）18克　懷牛膝6克

鹿角片6克　威靈仙12克　黃蓍30克

【適應證】其主要症狀是髖部疼痛。

【製用方法】上藥水煎內服，1日3次。

 # 骨與關節結核

驗方一

【藥物組成】續斷15克　菟絲子15克（酒蒸）　黃連15克
毛薑35克　三七10克　白芥子10克　補骨脂35克（酒蒸）　澤
漆（醋炒）35克　蜈蚣5條　甘草9克　透骨草30克

【適應證】發病早期，膿腫尚未形成，患部肌肉疼痛、
痙攣，腰膝酸軟，耳鳴頭昏，舌苔膩或黃膩，質紅厚，脈
沉細數。

【製用方法】上藥水煎內服，1日3次。

驗方二

【藥物組成】金銀花60克　連翹60克　敗醬草30克　黃
連20克　黃柏21克　人參20克　生黃蓍30克　炒白朮10克
龍眼肉10克　澤漆30克　蜈蚣3條　甘草9克

【適應證】氣虛濕熱型脊柱結核，膿腫已形成，或有
瘻管，膿液質稀氣穢，面色㿠白，倦怠無力，舌質紅，苔
薄白，脈細數無力。

【製用方法】上藥水煎內服，1日3次。

驗方三

【藥物組成】製馬錢子60克　白芥子60克　製黑附片60克 炮山甲60克　土鱉蟲60克　全蠍60克　青蒿36克　鱉甲30克 黃蓍150克　知母50克（酒炒）　黃連46克　鹿茸12克　生地 180克　白花蛇50條　澤漆100克　人參200克　大蜈蚣90條 紅花80克　金銀花270克　紫花地丁300克　甘草75克

【適應證】疾病後期久治不癒，膿口久不收口，膿液 穢濁，伴潮熱盜汗，手足心灼熱，關節肌肉萎縮，活動受 限，形體瘦弱等。

【製用方法】上藥共研細末，煉蜜為丸，每丸重6 克，每次服1丸，1日3次。

關 節 炎

驗　方

【藥物組成】甜酒　生薑　仙人掌（去皮刺）　獨蒜 生半夏　生南星

【製用方法】以上各等分，研末共搗爛如泥，外貼患 處，每日更換1次，特效。

中風偏癱

驗方一

【方名】吳氏起癱丸秘方（一號方）。

【藥物組成】白蒺藜500克（去刺，炒黃）　豨薟草500克

（酒炒）　白朮250克　人參120克　半夏40克（薑製）　黃蓍2500克　地龍150克(酒炒)　製南星60克　伸筋草175克　茯苓75克　炙甘草15克　製白附子25克　陳皮15克　藏紅花75克　細辛45克　全當歸750克（酒炒）

【**適應證**】中風偏癱。半身不遂後遺症。

【**製用方法**】上藥共研細末，煉蜜為丸，每丸重18克，每次服1丸，每日3次。

驗方二

【**方名**】吳氏起癱丸秘方（二號方）。

【**藥物組成**】豨薟草500克(酒浸炒)　白蒺藜500克(去刺、炒黃)　熟地黃500克　酒白芍250克　柴胡15克　花粉75克　全當歸350克　藏紅花75克　細辛45克

【**適應證**】中風偏癱。半身不遂後遺症。

【**製用方法**】上藥共研細末，煉蜜為丸，每丸重15克，每次服1丸，每日3次。

服用說明：1號方主治男人右偏癱，女人左偏癱；2號方主治男人左偏癱，女人右偏癱。

服用加味藥引：血壓高，頭暈腦脹，腦血管阻塞不通者，用菊花30克、毛冬青30克、鉤藤30克、牛膝30克、草決明30克，煎水服藥丸；語言不利、神志不清者，用蓮子心30克、連翹芯30克、石菖蒲60克、遠志肉20克，煎水服藥丸；上肢偏癱者，用桂枝60克、桑枝150克，煎水服藥丸；下肢偏癱者，用牛膝60克、川續斷100克、獨活30克，煎水服藥丸。

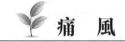

痛 風

驗方一

【方名】吳氏掃風鎮痛湯。

【藥物組成】當歸25克（酒炒）　赤芍13克（酒炒）　蒼朮15克（3歲以下童便浸泡12小時，陰乾）　熟地黃15克　萆薢15克　金毛狗脊20克（去毛）　川芎13克　羌活18克　秦艽18克　獨活15克　五加皮20克　黃連15克（薑製）　全蠍10克　黃柏15克（酒炒）　紅花14克（酒炒）　黃芩18克（酒炒）　黃耆20克（酒炒）　人參20克　牛膝18克（酒炒）　杜仲50克（用小茴香10克煎汁，用此汁化青鹽水，用鹽水炒杜仲）　甘草12克　燈芯3克　野桃樹枝7支（1.5寸長）

【適應證】一切痛風，久治不癒。

【製用方法】上藥水煎服，1日3次，2日1劑。

驗方二

【方名】吳氏掃風鎮痛丸。

【藥物組成】全蠍100克　白花蛇50克　黃柏100克（酒炒）　蒼朮100克（3歲以下童便浸泡12小時，陰乾）　天南星100克（薑製）　桂枝13克　羌活13克　漢防己25克　白芷25克　桃仁25克　龍膽草50克（酒炒）　川芎50克　焦神麴50克

【適應證】一切痛風，久治不癒。

【製用方法】上藥共研細末，做成水丸，每丸重6克，1日3次，每次1丸。

治療痛風秘訣：痛如割者為寒，腫滿剁痛者為濕，痛無定處者為風。

【加減變化】變天下雨而疼痛加重者，加防風15克（酒炒）、天麻15克、升麻15克（酒炒）；午後夜裡疼痛加重者，加升麻5克、丹皮7克；午前疼痛加重者，加連翹30克、沉香15克、竹茹15克、乳汁10克；疼痛特別嚴重者，重用羌活、紅花、黃芩；濕熱下注疼痛者，加牛膝30克。

【禁忌】禁酒、麵食、鯉魚、蝦、羊肉、鵝肉、香菜、香椿菜。

注：本方為家傳絕密方。

驗方三

【方名】吳氏止痛酒。

【藥物組成】鬧羊花30克　細辛30克　生川烏30克　生草烏30克　當歸30克　生南星30克　生半夏30克　紅花60克　樟腦50克　田三七50克　生馬錢子80克　生木鱉子80克　蜈蚣80克　薑黃80克　羌活70克　杜仲70克　川牛膝70克　夏天無70克　祖師麻70克　生地70克　冰片150克　蓽撥120克　田跋120克　雷公藤120克　一枝蒿120克　花椒80克　丁香70克　吳茱萸90克　肉桂90克

【適應證】一切風濕關節、骨質增生、痛風、癌症疼痛。

【製用方法】取60%以上白酒25千克，將上藥共研細末泡入酒內，密封。7天後　外用，塗擦、按摩疼痛處，1日1～3次。還可以用藥泥外貼痛處。

第七章

腫瘤科

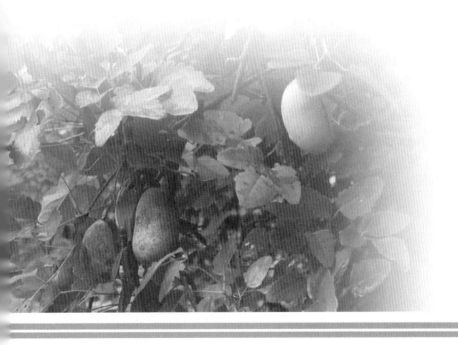

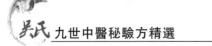

　　癌症是一種嚴重威脅人類健康的危重疾病，發病率高，死亡率高，西醫治療癌症通常以化療、放療、手術為主，但是幾乎沒有治癒率！

　　中醫治療癌症的歷史悠久，最早出現「癌」字的是宋代東賢居士著的《衛濟寶書》，至今已有1300餘年，中醫治療癌症有絕對優勢，充分利用辨證論治體系，對症施治，沒有創傷，沒有明顯毒副作用。

　　在徹底治癒癌症，延長患者生命，提高生活品質，減輕病人痛苦，降低醫療成本，減輕病人醫藥費用等方面都有顯著優勢，而且療效可靠，特別是在晚期癌症病人身上可以充分得到體現。

　　中醫治療癌症值得深入研究，積極總結經驗，開發利用，對國家、社會、患者及其家庭都有益處。而患者自發現癌症後，儘早選擇中醫治療，絕大多數是可以徹底治癒的。

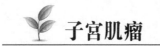

子宮肌瘤

驗方一

　　【藥物組成】當歸9克　赤芍9克　紅花60克　牡蠣30克　山楂30克　鬱金30克　七葉一枝花15克　白花蛇舌草30克　炒香附子9克　浙貝母9克　莪尤7克　煆瓦楞子30克

　　【適應證】年輕體壯、身體肥胖女性子宮肌瘤。

　　【製用方法】上藥水煎服，1日1劑，分3次服。

驗方二

【**藥物組成**】柴胡50克　赤芍15克　桃仁15克　紅花35克
白芍15克　製水蛭150克　桂枝30克　雲苓30克　煆瓦楞子30克
澤瀉40克　三棱30克　莪朮30克　白花蛇舌草250克　石見穿
250克　黃連50克　黃蓍150克　七葉一枝花150克　枳殼150克
黃藥子45克　八月札45克　當歸75克

【**適應證**】子宮肌瘤。

【**製用方法**】上藥共研細末，煉蜜為丸，每丸重9克，
日3次，每次1丸。

【**加減變化**】氣虛者，加人參60克，重用黃蓍；白帶
多者，加芡實75克、萆薢45克。

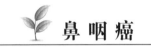

鼻　咽　癌

驗方一

【**藥物組成**】蘆葦筍120克　沙參15克　玉竹15克　九
節茶30克　旋覆花12克（布包煎）　代赭石45克　昆布21克
海藻21克　三棱21克　莪朮21克　炙鱉甲21克　夏枯草120克
白花蛇舌草120克　白茅根120克　山豆根30克　半邊蓮120克

【**適應證**】鼻咽癌。

【**製用方法**】上藥水煎3次，將藥汁和為一起，頻頻
服飲。

驗方二

【**藥物組成**】鴨血300克　白鵝血750克　蜂蜜250克　備

用。冰片 50 克　麝香 10 克　白花蛇舌草 500 克　石見穿 500 克　貝母 300 克　製馬錢子 175 克　硇砂 75 克

【製用方法】將藥共研極細末，與血、糖和勻成丸，如大豆大，含化服，日數次。

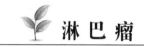

淋巴瘤

驗方一

【藥物組成】連翹 30 克　三棱 18 克　莪朮 18 克　炙山甲片 10 克　山慈姑 15 克　黃蓍 21 克　黨參 15 克　生半夏 6 克　炒白朮 12 克　玄參 15 克　九龍膽 9 克　夏枯草 20 克　當歸 16 克　浙貝母 30 克　海浮石 50 克　製狼毒 10 克　陳皮 10 克　牡蠣 50 克　炙甘草 8 克

【適應證】脾虛體弱，痰濕凝聚之惡性淋巴瘤。頸部淋巴結腫大，按之質硬無疼痛，面黃食少等。

【製用方法】上藥水煎內服，1 日 3 次。

驗方二

【藥物組成】熟地黃 30 克　紫背天葵子 30 克　肉桂 4 克　麻黃 3 克　鹿角膠 15 克（烊化服）　白芥子 12 克　炮薑 6 克　玄參 12 克　土貝母 15 克　牡蠣 30 克　貓爪草 60 克　夏枯草 16 克　甘草 3 克

【適應證】適應於頸項耳下腫核或腋下硬結，不痛不癢，皮色不變。腫塊推之可移動，堅硬如石，不發熱，時有神疲乏力，面色不華，小便清冷，舌淡苔白，脈細沉

等。

【製用方法】上藥水煎內服，1日3次。

【加減變化】偏氣虛者，貝母、玄參用量減少，加黃蓍30克、黨參21克；偏血虛少用牡蠣、白芥子，加全當歸30克、白芍12克、川芎17克；陰寒甚者，加製黑附片30克；腰腿酸軟者，加炒杜仲20克、懷牛膝20克；飲食少者，加山楂18克、焦穀麥芽各15克；睡眠不佳者，加酸棗仁（炒）25克、龍齒45克。

驗方三

【藥物組成】川鬱金60克　膽南星12克　生半夏6克　瓜蔞仁10克　夏枯草28克　生牡蠣30克　陳皮10克　杏仁12克　浙貝母12克　黃芩10克　枳實10克　半枝蓮50克　土茯苓60克　貓爪草60克

【適應證】適用於痰熱互結時有寒熱，頸部有腫結而不紅痛，質硬，大便乾秘，小便黃，舌紅苔黃，脈滑而數有力。

【製用方法】上藥水煎內服，日3次。

【加減變化】熱毒甚者，加連翹25克、金銀花60克、白花蛇舌草60克；大便燥結者，加生大黃8克（後下）、芒硝9克（沖服）；午後低熱者，加銀柴胡15克、青蒿20克、知母12克；痰核連續多者，加海藻20克、黃藥子16克、生鱉甲30克。

驗方四

【藥物組成】生蒲黃 12 克　五靈脂 15 克　苦桔梗 30 克　山楂 10 克　桃仁 10 克　紅花 20 克　當歸尾 21 克　川芎 6 克　生地 20 克　枳殼 10 克　製鱉甲 30 克　赤芍 60 克　鬱金 60 克　山慈姑 15 克

【適應證】適用於頸、腋、腹股溝等處腫核，質硬，局部固定性疼痛，少數伴肝脾腫大，舌質紫，邊有瘀點，苔薄黃，脈弦而微數。

【加減變化】痛甚者，加延胡索 60 克、木香 15 克；腹部積塊明顯者，加三棱 15 克、莪朮 15 克、丹參 30 克；大便帶血者，加仙鶴草 60 克、地榆炭 50 克、三七 15 克（研末沖服）。

【製用方法】上藥水煎內服，1 日 3 次。

驗方五

【藥物組成】炒白朮 12 克　炒山藥 30 克　生地黃 18 克　山茱萸 12 克　枸杞子 15 克　雲苓 15 克　牡丹皮 10 克　玄參 24 克　澤瀉 10 克　菊花 10 克　牡蠣 18 克　製鱉甲 45 克　夏枯草 20 克　炙石斛 12 克

【適應證】適用於痰核累累，堅硬無色，潮熱盜汗，腰酸腿軟，軟肋痛，舌紅，苔薄黃，脈弦細數。

【製用方法】上藥水煎內服，1 日 3 次。

【加減變化】陰損傷陽者，加製烏附片 16 克、肉桂 8 克、巴戟天 12 克；大便乾燥秘結者，加肉蓯蓉 15 克、火麻仁 25 克（去殼）；飲食差者，加焦山楂 30 克、神麴 15

克；睡眠差者，加炒酸棗仁 35 克、夜交藤 20 克；盜汗甚
者，加浮小麥 10 克、五味子 22 克、麻黃根 10 克。

驗方六

【**藥物組成**】皂角刺 10 克　地丁 20 克　川貝母 12 克　黃
藥子 15 克　牡丹皮 10 克　山慈姑 10 克　炮甲珠 10 克　川鬱金
30 克　海藻 15 克　昆布 15 克　白芥子 25 克　黃蓍 60 克

【**適應證**】適用於淋巴瘤。

【**製用方法**】上藥水煎內服，1 日 3 次。

驗方七

【**藥物組成**】大玄參 25 克（酒蒸）　連翹 30 克（酒炒）
生半夏 6 克　七葉一枝花 30 克　貓爪草 15 克　僵蠶 20 克　土
鱉蟲 30 克

【**適應證**】適用於淋巴瘤。

【**製用方法**】上藥水煎內服，1 日 3 次。

驗方八

【**藥物組成**】孩兒茶 27 克　冰片 60 克　硇砂 50 克　木鱉
子（去殼炒黃）120 克　馬錢子 80 克　蓖麻子仁 18 克　蟾酥 24 克
黃柏 50 克　萬年青（去皮刺）160 克　仙人掌（去皮刺）160 克
金果欖 50 克　重樓 50 克　輕粉 15 克　生大黃（鮮者佳）100 克
麝香 10 克

【**製用方法**】上藥共研細末，生鮮大黃另搗如泥，用
陳年米醋調成糊狀，外塗於患部，每日 2～4 次。

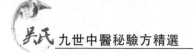

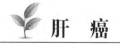

肝 癌

驗方一

【藥物組成】柴胡 10 克(醋炒)　生柴胡 6 克　生白芍 9 克　炒枳殼 9 克　香附子 24 克(酒醋各半炒)　陳皮 10 克　炒川芎 8 克　生甘草 5 克　薏苡仁 28 克　炒白朮 9 克　炒山藥 9 克　生黃蓍 18 克　雲茯苓 10 克　金釵靈芝葉 3 克

【適應證】脅肋脹悶不適，痛如刺或脹滿，善太息，食少，或伴腹瀉，可見脅下痞塊，舌淡紅，苔白微膩，脈弦。

【製用方法】上藥共研細末沖服，每日 3 次，每次 9 克，也可水煎內服，1 日 3 次。

【加減變化】氣滯甚脅肋脹痛明顯者，加鬱金 18 克、延胡索 20 克；食少消化不良，加炒麥芽 30 克；腹脹甚者，加厚朴 9 克。

驗方二

【藥物組成】延胡索 16 克　五靈脂 15 克(醋炒)　石見穿 15 克　當歸尾 15 克　川芎 10 克　桃仁 15 克　牡丹皮 10 克　赤芍 10 克　烏藥 10 克　甘草 15 克　醋炒香附子 8 克　香附子 8 克(蜜糖炒)　生香附 8 克　紅花 15 克　枳殼 8 克

【適應證】適用於右脅下或脘腹部痞塊巨大，痛處固定、拒按，痛引肩背，夜甚，脘腹脹滿，食少乏力，大便不調等，舌紫暗有瘀斑點或瘀條狀，脈弦澀。

【**製用方法**】上藥水煎內服，1日3次。

【**加減變化**】痞塊巨大，氣血痰熱毒瘀者，加三棱10克、莪朮15克、蚤休15克、白花蛇舌草30克；中氣不足，脾虛泄瀉者，加黨參15克、炒白朮10克、黃耆20克。

驗方三

【**藥物組成**】半枝蓮60克　茵陳50克　垂盆草50克　金錢草60克　生大黃15克　栀子25克　龍膽草15克　黃芩10克　柴胡10克　白花蛇舌草50克　生地黃10克　車前草30克　澤瀉10克　木通9克　虎杖15克　甘草3克　當歸9克

【**適應證**】適用於右脅痞塊增大較快，且疼痛加重，口乾苦，心煩易怒，身目泛黃，潮熱狀熱，胸腹滿悶，溲黃，大便乾，舌紅苔黃膩，脈滑數或弦滑。

【**製用方法**】上藥水煎內服，每日1劑，每日3次。

【**加減變化**】本方有傷胃、肝之陰，故不宜久服，如長期服用務必將茵陳、栀子、大黃用量減半，再少加生龜板10克、生鱉甲15克；脅肋刺痛甚者，加水紅花子30克、厚朴15克、鬱金30克。

驗方四

【**藥物組成**】全當歸15克　半邊蓮15克　龍膽草15克　栀子15克　黃連10克　生大黃8克　黃柏10克　黃芩15克　車前草30克　蘆薈15克　柴胡12克　青黛10克　木香6克　製鱉甲30克　水紅花子20克　川芎15克　半枝蓮30克

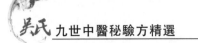

【適應證】適用於脅下痞塊巨大，質硬，腹脹痛，按之如囊裹水，面黃或晦暗，小便短少，舌質暗淡或有瘀斑。苔白膩滑，脈沉濡。

【製用方法】上藥水煎內服，每天3次，每日1劑。

【加減變化】脅肋痛甚者，加延胡索30克、青皮15克；小便短少者，加木通10克、車前子30克；重者加商陸15克、甘遂1克（研末吞服）；食少腹脹者，加炒山楂9克、炒雞內金9克、炒麥芽9克、薑厚朴30克。

驗方五

【藥物組成】生地黃45克　沙參15克　半邊蓮20克　半枝蓮60克　枸杞30克　麥冬15克　當歸15克　川楝子9克（去皮核）　牡丹皮10克　水紅花子18克　生龜板10克　生鱉甲15克　草螟蚣30克

【適應證】適用於脅肋疼痛，五心煩熱，心悸少寐，頭暈，食少，腹大如鼓，青筋暴露，甚者嘔血、黑便等。舌紅少苔，脈細而數。

【製用方法】上藥水煎內服，日3次，每天1劑。

【加減變化】食少腹脹滿，消化不良者，加焦三仙各15克、八月札30克、厚朴9克、砂仁30克；痛甚加延胡索25克、鬱金20克。

驗方六

【藥物組成】山甲草30克　夫香20克　翻天子30克　大薊20克　百部20克　金錢草30克　滿天星30克　龍鬚草30克

草蜈蚣 60 克　　白花蛇舌草 60 克

【適應證】適用於各型肝癌，肝硬化伴腹水。

【製用方法】上藥以鮮品水煎，當茶飲，日數次。

驗方七

【方名】吳氏救肝湯。

【藥物組成】川鬱金 60 克　　草蜈蚣 50 克　　烏骨藤 30 克 十大功勞根 30 克　　八月札 30 克　　龍葵 30 克　　白花蛇舌草 120 克 救肝草 120 克　　重樓 30 克　　製水蛭 50 克　　牛樟芝 30 克　　炙穿山 甲片 30 克　　全蠍 30 克　　沙棘果 60 克　　金果欖 60 克　　三七 60 克 血竭 20 克（另包）　　川貝母 20 克　　壁虎 20 克（另包）　　牛黃 3 克 （另包）　　麝香 1 克（另包）　　九節茶 60 克　　人參 6 克

【適應證】適用於中晚期各型肝癌。

【製用方法】上藥水煎 3 次，將藥汁合勻分 12 次服，將另包的藥研末，在服藥時吞服。並可共研細末，裝入膠囊，每次服 6 粒，大劑量 8～15 粒。

【加減變化】有腹水者，加澤瀉 9 克、腹水草 30 克、車前子 60 克、大腹皮 30 克；脅下痛劇加金玲子 3 克、延胡索 30 克、白芍 12 克、製乳香 9 克、製沒藥 9 克、徐長卿 30 克；腹脹食少者，加炒麥芽 18 克、炒神麴 12 克、大腹皮 20 克、砂仁 12 克、檳榔 15 克、厚朴 30 克；小便短少而黃者，加滑石 10 克、通草 10 克、白茅根 60 克。

驗方八

【方名】吳氏救命陰陽散（陰丹方）。

【藥物組成】陰間草775克　白花蛇舌草150克　半枝蓮150克　半邊蓮150克　仙鶴草150克　草蜈蚣250克　九節茶150克　龍葵150克　牛黃15克　天龍150克　重樓250克　三七120克　麝香5克　血竭60克　蜈蚣50條　製乳香30克　製沒藥30克　川貝母170克　全蠍50克　女貞子60克　金錢草200克　土鱉蟲100克　黃連120克　山豆根120克　三棱100克　莪朮100克　製水蛭100克　生大黃50克　孩兒茶60克　硼砂80克　冰片50克　雄黃50克　枯礬30克　露蜂房50克　鬱金185克　炒僵蠶90克　炙馬錢子60克　蟾酥35克　當歸165克　白芍150克　砂仁100克　硇砂50克　烏骨藤120克　十大功勞根150克　金果欖120克　沉香60克　草河車125克

【適應證】適用於肝癌及各種癌症。

【製用方法】上藥共研細末，裝入0號膠囊，每次服3粒，每日3次，並逐步增加劑量。並可外貼肝區。配服陽丹。

吳氏救命陰陽散（陽丹方）：陽間草250克、人參150克、西洋參150克、鹿茸50克、紫河車150克、枸杞子150克、柴胡120克、雞內金175克、生龜板（上下）各50克、生鱉甲125克、太子參185克、麥冬175克、雲茯苓250克、無花果165克、山茱萸175克、佛手125克、黃蓍200克、海馬100克。

【適應證】適用於肝癌及各種癌症。主要配合陰丹。

【製用方法】上藥共研細末，裝入0號膠囊，內服每次5～10粒，每日3次。配合陰丹效果互補。服用時間：0點服陰丹；早晨5～7點服陽丹；中午12點服陰丹；下午5

點服陽丹；夜9點服陰丹。如此反覆循環。

驗方九

【**藥物組成**】荔枝肉150克　活蛇肉300克　草果仁15克肉桂3克　半枝蓮150克（布包）

【**適應證**】適用於肝癌及各種癌症。

【**製用方法**】上物加清水共煮，吃肉喝湯，1日數次。

 # 胃癌、食道癌

驗方一

【**藥物組成**】柴胡15克　川芎15克　白芍15克　鬱金15克當歸15克　無花果20克　砂仁15克　茯苓15克　白花蛇舌草30克　生薑10克　代赭石20克（布包煎）　旋覆花12克（布包煎）　法半夏18克　甘草6克　烏梅10克

【**適應證**】適用於胃脘痞滿，時時作痛，串及兩脅，噯氣頻繁或進食發噎，苔薄白或薄黃，舌質紅，脈弦。

【**製用方法**】上藥水煎內服，1日3次，每日1劑。

【**加減變化**】便秘燥結，腑氣不通者，加瓜蔞仁15克、鬱李仁10克、火麻仁30克；口苦口乾，胃脘痞脹伴灼熱感，去當歸、柴胡、生薑，加吳茱萸6克、黃連10克、黃芩10克；經加減後大便仍不暢通者，去半夏、茯苓、生薑，加生大黃12克（後下）、芒硝10克（藥汁內溶化，燉沸）；若噯腐吞酸，矢氣臭，胃內停食者，加山楂15克、神麴20克、連翹20克、炒芽16克、厚朴6克、炒萊

菔子15克（打碎）。

驗方二

【**藥物組成**】生薏苡仁60克　黃蓍30克　肉桂3克　砂仁12克　草果仁3克　茯苓15克　白朮12克　人參12克　甘草6克　陳皮15克　雲芝20克　法半夏15克　炮薑10克　熟附子15克（先煎）　吳茱萸10克

【**適應證**】適用於胃脘急痛，綿綿不斷，喜按喜暖，食生冷痛劇，進熱食則舒，時嘔清水，大便溏薄，或朝食暮吐，暮食朝吐，面色無華，神疲肢冷，舌淡而胖有齒痕，苔白滑潤，脈沉細或沉緩。

【**製用方法**】上藥水煎內服，1日3次，1日1劑。

【**加減變化**】脾腎陽虛，便溏泄瀉者，加山藥12克、芡實12克、雞內金12克、孩兒茶12克、補骨脂12克、製肉豆蔻12克；脘脹噯氣，嘔惡，苔白厚膩，寒濕內盛者，減人參量，加藿香20克、蒼朮10克、草果仁10克。

驗方三

【**藥物組成**】蚤休15克　金銀花20克　白花蛇舌草35克　半邊蓮25克　沙參20克　知母15克　生地黃20克　玉竹20克　麥冬20克　西洋參12克　山藥30克　石斛10克　甘草6克

【**適應證**】胃痛日久，鬱熱傷陰而致胃脘嘈雜灼熱，痞滿吞酸，食後痛脹，口乾喜冷飲，五心煩熱，便結尿赤，舌苔黃糙或剝苔，無苔，舌質紅絳方，脈細數。

【**製用方法**】上藥水煎內服，1日1劑，1日3次。

【加減變化】嘔吐噁心，唾吐痰涎兼痰氣上逆者，去知母，加法半夏 15 克、黃連 6 克、白蔻 10 克；脘痛腹脹，氣血不和者，加木香 15 克、大腹皮 15 克、延胡索 15 克；大便秘結，加生大黃 10 克（後下）。

驗方四

【藥物組成】草蜈蚣 30 克　　鐵樹葉 30 克　　土鱉蟲 12 克　生地黃 15 克　　延胡索 15 克　　烏藥 15 克　　紅花 10 克　　桃仁 10 克　莪朮 12 克　　半枝蓮 60 克　　生蒲黃 10 克　　五靈脂 10 克　　露蜂房 15 克　　白花蛇舌草 60 克

【適應證】適用於脘痛劇烈或向後背放射，上腹腫塊，肌膚、甲、眼眶呈暗黑，舌質暗紫或瘀斑，捨下脈絡紫脹，脈弦澀。

【製用方法】上藥水煎內服，1 日 3 次，1 日 1 劑。

【加減變化】服藥出現神疲乏力者，去莪朮、土鱉蟲，加黃蓍 30 克、黨參 20 克；服藥泛惡納減者，加神麴 15 克、藿香 12 克。

驗方五

【藥物組成】平蓋 30 克　　法半夏 20 克　　白花蛇舌草 60 克　太子參 25 克　　生薏苡仁 30 克　　白朮 12 克　　陳皮 15 克　　夏枯草 45 克　　半邊蓮 35 克　　草蜈蚣 30 克　　薤白 15 克　　枳實 15 克　海藻 30 克　　浙貝母 12 克　　茯苓 20 克

【適應證】適用於脘膈痞悶，嘔吐痰涎，進食發噎不利，口淡納呆，大便時溏時結，苔白厚膩，舌體胖大有齒

痕，脈滑。

【製用方法】上藥水煎內服，日3次，日1劑。

【加減變化】氣短乏力者，加黃蓍30克、黨參15克；嘔惡頻繁者，加生薑12克、藿香15克。

驗方六

【藥物組成】紅參10克　白朮20克　黃蓍30克　阿膠18克（化服）　女貞子15克　甘草9克　當歸15克　茯苓12克　白芍15克　白扁豆15克　川芎15克　熟地黃15克　無花果30克　雲芝30克　藤梨根30克

【適應證】適用於神疲乏力，面色無華，氣少懶言，動者氣促，自汗，消瘦貧血，舌苔薄白，舌質淡白，舌邊有齒痕，脈沉細無力或虛大無力。

【製用方法】上藥水煎內服，1日3次，每日1劑。

【加減變化】服藥後脘腹發脹，減少熟地、黃蓍用量，加法半夏12克、砂仁10克；服藥後咽乾，煩熱者，加知母12克、麥冬15克、鱉甲20克、玄參15克，以生地黃代熟地黃、去川芎、當歸減量；畏寒肢冷者，加桂枝12克，重者加製黑附子12克（先煎）；面浮肢腫，血漿白蛋白低者，加豬苓15克、澤瀉20克、生薑9克、黃蓍用量加至50～60克。

驗方七

【藥物組成】製黑附子12克　黨參30克　白朮10克　法半夏12克　陳皮10克　草豆蔻7克　乾薑6克　川芎6克　豬

苓 15 克　補骨脂 15 克　白蔻 6 克

【適應證】適用於胃脘隱痛，喜溫喜按。朝食暮吐，暮食朝吐，完穀不化，便溏，甚者滑脫不禁，小便不利，面浮足腫，臉白無華，畏寒喜暖，肢冷神疲，舌淡胖有齒痕，苔薄滑潤，脈細。

【製用方法】上藥水煎內服，1 日 3 次，1 日 1 劑。

【加減變化】寒凝血瘀者，加雞血藤 10 克、桃仁 10 克、紅花 10 克、澤蘭 10 克；寒凝氣滯者加烏藥 10 克、木香 10 克；腎陽虛甚者，加肉蓯蓉 10 克、杜仲 15 克；水濕內停者，加茯苓 15 克、澤瀉 15 克、車前子 18 克；癌症重者，加九節茶 30 克、白花蛇舌草 30 克、半枝蓮 90 克。

驗方八

【藥物組成】梔子仁 30 克（薑汁炒）　沉香 15 克　五靈脂 15 克　丁香 5 克　生白朮 15 克　炒白朮 15 克　木香 6 克　砂仁 16 克　陳皮 10 克

【適應證】適用於胃脘脹痛，舌苔白，脈弦細等。

【製用方法】上藥水煎服，1 日 1 劑，分 3 次溫服。

驗方九

【藥物組成】懷牛膝 10 克　無花果 20 克　高麗參 20 克　丁香 6 克　沉香 9 克　柿蒂 15 克　延胡索 30 克　白朮 15 克　白蔻 15 克　茯苓 15 克

【適應證】適用於初期食道癌，胃癌症見飲食困難，食後嘔吐、呃逆、疼痛，舌苔白膩，脈細數無力等。

【製用方法】上藥水煎服，1日1劑，分3次溫服。

驗方十

【藥物組成】廣木香19克　白蔻仁25克　佛手12克　白芨19克　烏梅19克　紫硇砂10克　麝香3克　柿霜30克　玫瑰花12克　丁香9克　沉香12克　西洋參9克　硼砂19克　黃丹6克　雄黃6克　冰片6克

【適應證】適用於初中期食道癌、賁門癌、胃癌。

【製用方法】上藥共研300目細末，煉蜜為丸，如綠豆大，每次5～10丸，每日3次，飯前開水服或含化。

驗方十一

【方名】吳氏秘傳開膈丸。

【藥物組成】牛黃5克　火硝15克　蟾酥5克　硼砂25克　人參30克　青礞石20克　柿霜60克　丁香5克　麝香3克　狗寶6克　白豆蔻仁30克　沉香15克　白芨15克　紫硇砂20克　朱砂5克　赤石脂5克（醋煅）　冰片5克　松香5克　白花蛇舌草50克　七葉一枝花50克　血竭15克　麥冬20克　高麗參50克　黃連30克

【適應證】食道癌、賁門癌、胃癌。

【製用方法】上藥共研300目細末，煉蜜為丸，如梧子大，每次開水服或含化5～20丸，每日3次。

驗方十二

【方名】吳氏家傳救命丸。

【**藥物組成**】人參50克　白朮25克　沙參25克　茯苓35克荷葉蒂60克　川貝母30克　丹參45克　鬱金75克　白花蛇舌草75克　平蓋30克　石見穿150克　三七35克　冰片10克　天龍45克　牛黃5克　硼砂25克　蜣螂25克　紫硇砂20克　麝香5克　花粉50克　黃連50克　桃仁45克　藏紅花45克　西瓜霜30克　柿霜60克　白毛藤40克

【**適應證**】食道癌、賁門癌、胃癌及其他癌症。

【**製用方法**】上藥共研300目細末，煉蜜為丸，如黃豆大，每次於飯前服5～10丸，或含化也可，日3次。

驗方十三

【**藥物組成**】無花果50克　白花蛇舌草60克

【**適應證**】適用於各種癌症。

【**製用方法**】上藥煎水當茶飲。

驗方十四

【**藥物組成**】野獼猴桃（奇異果）根50克　向日葵杆心150克　白花蛇舌草60克

【**適應證**】適用於食道癌、賁門癌、胃癌等。

【**製用方法**】上藥煎水當茶飲。

驗方十五

【**藥物組成**】鮮韭菜葉搗爛取汁，冰片、明礬各少許。

【**適應證**】適用於食道癌、胃癌。

【**製用方法**】將冰片、明礬研細末後加入韭菜汁內，每

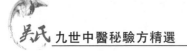

日3次，每次50～100毫升。

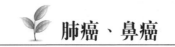 **肺癌、鼻癌**

驗方一

【方名】吳氏救肺湯。

【藥物組成】炙黃蓍15克　百合30克　蒸百部30克　防風9克　川貝母15克　還陽草30克　靈芝草15克　金銀花25克　忍冬藤15克　桔梗18克　海浮石30克　七葉一枝花30克　西洋參15克　金沸草15克　杏仁9克

【適應證】肺癌、鼻癌、肺結核、肺氣腫等。

【製用方法】上藥水煎內服，1日1劑，分5次溫服。

驗方二

【方名】吳氏救肺丹。

【藥物組成】炙枇杷葉150克　蒸百部30克　還陽草150克　天冬50克　花粉50克　杏仁50克　桔梗150克　西洋參100克　冬蟲夏草75克　炙款冬花75克　炙紫菀75克　川貝母120克　麝香3克　炮穿山甲片50克　阿膠75克　七葉一枝花150克　仙鶴草150克　蛤蚧10對（去頭足）　桃兒七90克　海馬75克　牛黃10克　黃連50克　山豆根75克

【適應證】肺癌、鼻癌、肺結核。

【製用方法】上藥共研300目細末，以鮮藕、鮮梨、鮮蘿蔔、鮮魚腥草、鮮薺薺各等分，搗爛取汁，入蜂蜜，做成梧子大丸藥，每次服10～60丸，或含化，每日3次。

【禁忌】大蒜、辣椒、韭菜、帶魚、牛羊肉、菸、酒等葷腥助熱及辛辣刺激性食品。

驗方三

【藥物組成】白花蛇舌草30克　半枝蓮60克　全蠍13克（研末沖服）　蜈蚣13條（研末沖服）　韓信草60克　鮮藕片60克　川貝母30克　七葉一枝花25克　金銀花60克　蘆根120克

【適應證】肺癌、鼻癌、肺結核。

【製用方法】上藥水煎服，1日1劑，分3次服。

驗方四

【藥物組成】冬蟲夏草20克　海馬15克　七葉一枝花60克　川貝母30克　仙鶴草60克　還陽草30克　山豆根30克　牛黃10克

【適應證】肺癌、鼻癌等。

【製用方法】上藥共研細末，煉蜜為丸，每丸重3克，每日3次，每次1～3丸。

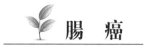

腸　癌

驗　方

【藥物組成】白花蛇舌草60克　槐角12克　白頭翁18克　馬尾蓮18克　山藥30克　小米30克　薏苡仁36克　地榆18克　延胡索30克　馬齒莧50克　敗醬草50克　苦參12克　全瓜蔞12克　土茯苓12克　龍葵120克　五倍子12克　孩兒茶12克

半枝蓮 150 克　蜀陽泉 50 克

【適應證】各種腸癌。

【製用方法】上藥水煎內服，1 日 3 次，每日 1 劑。

 ## 胃癌、直腸癌、結腸癌

驗　方

【藥物組成】浙貝母 25 克　木鱉子 15 克（蒸熟去殼）　朱砂 10 克　露蜂房 20 克　盤龍七 30 克　阿魏 20 克　雞內金 60 克　重樓 60 克　製乳香 20 克　製沒藥 20 克　黃連 25 克　黃藥子 25 克（肝病禁用）　甘草 15 克　白花蛇舌草 120 克　天仙藤 35 克　蟾蜍 9 克　三棱 15 克　莪朮 15 克　桃仁 30 克　元胡 45 克　梔子仁 30 克（生薑汁炒）

【適應證】各種腸癌。症見大便不暢，腹痛。

【製用方法】上藥共研細末，煉蜜為丸，如大豆狀，每次 5～10 粒，每日 3 次。

 ## 宮頸癌、陰道癌

驗方一

內服方：

【藥物組成】草河車 25 克　旱蓮草 20 克　淮山藥 20 克　生地黃 15 克　半邊蓮 30 克　薏苡仁 60 克　元胡 30 克　七葉一枝花 15 克　知母 9 克　黃柏 6 克　白花蛇舌草 60 克　澤瀉 12 克

【適應證】宮頸癌、陰道癌。

【製用方法】上藥水煎內服，1日1劑，分3次服。

【加減變化】氣虛者，加黃耆15克、人參9克；

出血者，加三七粉9克（沖服）、小薊45克、血餘炭40克、黃芩炭20克、棕芯炭20克、斷血流30克；

疼痛者，加續斷25克、白朮12克、金毛狗脊12克、桑寄生25克；

黃帶者，加土茯苓20克、蒲公英15克、苦參10克、瞿麥10克、黃柏6克；

白帶者，加薏苡仁60克、茯苓21克；

大便秘結者，加瓜蔞18克、大黃8克；

小便不暢者或熱者，加車前子60克；

食慾不振者，加穀芽15克、炒麥芽15克、山楂12克、雞內金12克、神麴12克；

血壓高者，加懷牛膝45克、夏枯草40克、菊花12克、鬼針草90克。

驗方二

外用方：

【藥物組成】三七20克　孩兒茶9克　重樓15克　乳香7克　沒藥7克　血竭7克　冰片12克　九龍丹6克　蛇床子3克　輕粉6克　麝香3克　硼砂15克　紫硇砂30克　砒石10克　黃連15克　蟾蜍6克　雄黃8克　明礬30克（另包）

【適應證】宮頸癌、陰道癌。

【製用方法】上藥共研細末，將明礬開水溶化，加入藥粉，製成硬幣大小藥片，放於患處，每天換1次。

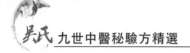

 # 咽喉癌

驗　方

外用方：

【藥物組成】熊膽粉10克　牛黃5克　薄荷25克　山豆根25克　琥珀5克　青黛20克　冰片5克　硼砂8克　麝香3克　珍珠10克　血竭25克　孩兒茶15克　煆龍骨15克　煆五倍子15克　馬勃60克　黃連12克

【適應證】咽喉癌。

【製用方法】上藥共研300目細末，吹入患處，1日數次。

內服方：

【藥物組成】白花蛇舌草60克　腫節風30克　威靈仙15克山豆根15克　苦桔梗18克　馬勃30克　薄荷18克　膨大海12克香附子30克　射干12克　金銀花60克　連翹30克　牛蒡子10克僵蠶20克　當歸10克　黃耆10克　紫花地丁30克

【適應證】咽喉癌。

【製用方法】上藥水煎服，1日1劑，分3次服。

 # 喉瘤（喉乳頭狀瘤）

驗　方

【藥物組成】柴胡15克　馬勃15克　當歸10克　白芍10克白朮10克　茯苓10克　丹皮12克　梔子12克　甘草6克　薄荷

18克（後下）　桔梗30克　黃芩12克　浙貝母15克　麥冬9克　炒牛蒡子9克　連翹30克　赤芍9克　製大黃9克（後下）　海藻9克　昆布9克　廣鬱金30克　蒲公英30克　蚤休18克　石見穿36克

【適應證】喉瘤（喉乳頭狀瘤）。

【製用方法】上藥水煎服，1日1劑，分3次服或頻服。

外治：參考喉息肉方。

喉菌（喉癌）

驗方一

【藥物組成】柴胡20克　鬱金60克　赤芍15克　炒牛蒡子9克　射干12克　天竺黃15克　僵蠶30克　桔梗30克　連翹35克　當歸24克　馬勃18克　七葉一枝花25克　天花粉15克　威靈仙葉30克　靈芝草30克　還陽草30克

【適應證】喉菌（喉癌）。

【製用方法】上藥水煎服，1日1劑，每天5次。

驗方二

【方名】吳氏開喉丹。

【藥物組成】天竺黃30克　朱砂25克　牛黃10克　雄黃15克　雌黃15克　山豆根60克　馬勃150克　白膠香18克　生草烏18克　生南星18克　五靈脂45克　地龍18克　木鱉子仁18克　製乳沒45克　當歸45克　硼砂45克　硇砂12克　麝香15克　冰片30克　蟾酥30克　黃連60克　薄荷葉120克　香墨

炭9克　白花蛇舌草175克　川貝母9克　桔梗90克

【適應證】喉菌（喉癌）。

【製用方法】上藥共研極細末，糯米粉打糊做成玉米大丸，含化，每次1丸，每日3～5次。

 ## 失榮（頸項惡性腫核）

驗　方

【方名】吳氏消核湯。

【藥物組成】浙貝母15克　海浮石50克　桃兒七30克　鬱金60克　薑黃6克　柴胡15克　橘紅14克　青皮14克　厚朴14克　山慈姑20克　雞內金30克　梔子9克　三棱9克　莪朮9克　牡蠣18克　炮穿山甲24克　烏藥9克　白花蛇舌草60克　白芥子24克（去皮）　狼毒20克　黃蓍10克　丹皮12克　九龍膽15克　夏枯草30克

【適應證】失榮（頸項惡性腫核）。

【製用方法】上藥水煎服，1日1劑，分3～5次服。

外治：以吳氏開喉丹用水化後外貼，並含服之。

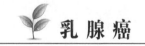 ## 乳腺癌

驗方一

【藥物組成】當歸尾18克（酒炒）　皂角刺20克　赤芍30克　重樓20克　蒲公英30克　柴胡15克　炒枳殼10克　香附子30克　茯苓12克　桔梗60克　壁虎30克　紅豆杉10克

喜樹葉 20 克　荔枝核 10 克　橘核 10 克　山慈姑 20 克　紫花地丁 30 克　金銀花 120 克　連翹 60 克　製鱉甲 30 克　狼毒 3 克

【適應證】乳腺癌。症見紅腫疼痛。

【加減變化】腫塊明顯者，加三棱 15 克、莪朮 15 克、紅花 30 克、桃仁 15 克；

淋巴結轉移者，加山慈姑 15 克、貓爪草 15 克、海藻 30 克；

肝轉移者，加白芍 15 克、半枝蓮 90 克、金果欖 15 克；

肺轉移者，加黃蓍 60 克、山海螺 30 克、海浮石 50 克、蟾皮 10 克、白英 30 克；

骨轉移者，加製鱉甲 60 克、製龜板 60 克、補骨脂 30 克、土鱉蟲 15 克、骨碎補 30 克；

腦轉移者，加蜈蚣 6 條、僵蠶 30 克、地龍 20 克、全蠍 15 克、天麻 10 克、鉤藤 20 克。

【製用方法】上藥水煎服，1 日 4 次，1 天半 1 劑。

驗方二

【藥物組成】黃蓍 60 克　瓜蔞 15 克　桔梗 30 克　金銀花 120 克　連翹 60 克　重樓 30 克　當歸 30 克　製沒藥 15 克　皂角刺 30 克　蟲 10 克　牡蠣 30 克　炮山甲 15 克　夏枯草 30 克　白花蛇 3 條　黃連 10 克　元胡 15 克　薏苡仁 50 克　紫花地丁 30 克　蒲公英 20 克　浙貝母 30 克　僵蠶 20 克

【適應證】乳腺癌晚期或已經手術後復發、轉移，疼痛難忍。

【加減變化】胸水加葶藶子 15 克、冬瓜皮 20 克、赤

小豆10克、澤漆20克、車前子15克；

咳嗽痰多加川貝母15克、海浮石50克、杏仁15克、炙款冬花20克；

高燒加羚羊角粉12克（沖服）、生石膏60克、玄參30克；

氣短乏力加人參15克、冬蟲夏草6克（研末沖服）。

【製用方法】上藥水煎服，1日4次，2日1劑。

驗方三

【藥物組成】牛黃10克　麝香6克　黃連10克　砒石6克　黃柏10克　冰片30克　爐甘石10克　三七15克　白芨10克　雄黃6克　朱砂6克　孩兒茶10克　血竭6克　硼砂10克　蟾酥10克　珍珠母10克　人指甲10克（燒灰存性）　金銀花10克

【適應證】乳腺癌潰爛流膿，久不收口，疼痛難忍。

【製用方法】上藥共研300目細末，用苦膽汁調和，外貼患處，也可用茶水清洗潰爛傷口後，將藥粉直接撒在患處。1日一換。

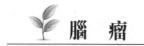

腦　瘤

驗　方

【藥物組成】炒川芎60克　土茯苓30克　菊花20克　地龍30克（酒炒）　熟地黃30克　砂仁12克（後下）　山茱萸45克　牡丹皮18克　澤瀉10克　野黃蓍60克　夏枯草20克　壁虎30克　蜈蚣10條　僵蠶20克　全蠍15克　紅花30克　當歸15克　土

䗪蟲 15 克（酒炒）　　鉤藤 30 克　　陳皮 10 克　　薑半夏 15 克　　焦三仙 20 克

【加減變化】肺轉移，加知母 15 克、卷柏 30 克、重樓 20 克、川貝母 15 克、海浮石 50 克、百合 30 克、白英 60 克；

肝轉移，加半枝蓮 90 克、白芍 30 克、沙棘果 30 克；骨轉移，加補骨脂 30 克、製黑附子 30 克、白芥子 30 克、麻黃 10 克、土鱉蟲 20 克、製龜板 30 克、製鱉甲 30 克、骨碎補 30 克。

【適應證】各種腦瘤（包括腦癌）。

【製用方法】上藥水煎內服，1 日 4 次，2 日 1 劑。

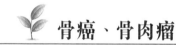

骨癌、骨肉瘤

驗　方

【藥物組成】尋骨風 10 克　　製鱉甲 30 克　　烏骨藤 30 克　　製龜板 30 克　　熟地黃 60 克　　山茱萸 30 克　　土茯苓 30 克　　守宮 30 克　　全蠍 15 克　　蜈蚣 6 條　　藏紅花 30 克　　黃耆 30 克　　骨碎補 60 克　　補骨脂 30 克　　砂仁 15 克　　麻黃 10 克　　人參 30 克　　鹽杜仲 30 克　　白芥子 15 克　　土鱉蟲 15 克　　製黑附子 30 克

【適應證】骨癌、骨肉瘤。

【加減變化】疼痛甚者，加製川烏 30 克、製草烏 30 克、酒大黃 15 克、鼠婦蟲 60 克、製粟殼 15 克；

紅腫明顯，加重樓 20 克、花粉 20 克、夏枯草 20 克、金銀花 60 克、桃兒七 15 克；

部位在上肢，加桑枝120克、桂枝30克；

部位在胸，加桔梗30克、薑黃20克；

部位在脊柱，加金毛狗脊60克、續斷60克；

部位在下肢，加牛膝30克、鹿茸15克、獨活60克。

【製用方法】上藥水煎服，1日4次，2天1劑。

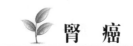

腎　癌

驗　方

【藥物組成】半邊蓮60克　茯苓15克　紫金藤30克　山藥20克　十大功勞根30克　土茯苓60克　熟地30克　山茱萸60克　丹皮15克　澤瀉15克　蜈蚣6條　人參20克　黃蓍30克　守宮30克　石韋20克

【適應證】腎癌。

【加減變化】尿少，尿蛋白高，血尿，腎功能不正常者，加白茅根60克、三七粉15克（沖服）、海金砂15克、小薊30克、琥珀12克（沖服）、玉米鬚30克；

腎虛，腰酸腿軟者，加杜仲30克、枸杞子10克、桑寄生30克；

血瘀，肌膚甲錯，周身串痛者，加全蠍10克、三棱10克、莪朮10克、紅花15克、桃仁15克；

尿頻者，加海馬6克、桑螵蛸60克。

【製用方法】上藥水煎內服，1日6次，1日1劑。

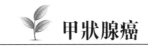

甲狀腺癌

驗　方

【藥物組成】麥冬120克　生半夏3克　生地黃30克　生南星3克　沙參30克　當歸12克　枸杞子10克　僵蠶15克　浙貝母20克　海浮石50克　夏枯草30克　炒川楝子10克　黃蓍30克　女貞子20克　薏苡仁60克　白英60克　龍葵60克　蜈蚣3條　全蠍15克　紅花30克

【適應證】甲狀腺癌。

【加減變化】晚期病人氣虛明顯者，加人參20克，重用黃蓍；

發熱不退者，加金銀花60克、羚羊角粉9克（沖服）、青蒿20克、知母30克、玄參30克、生石膏60克；

腫塊明顯者，加桃仁20克、土貝母20克、製鱉甲60克、牡蠣30克；

不思食者，加焦三仙各30克、炒穀芽15克、砂仁15克。

【製用方法】上藥水煎內服，1日4次，2日1劑。

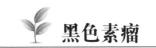

黑色素瘤

驗　方

【藥物組成】土茯苓30克　牡丹皮15克　梔子15克（薑製）　當歸12克（酒炒）　白芍20克　茯苓40克　白朮16克　仙鶴草60克　旱蓮草30克　女貞子30克　茜草30克　甘草10克

薏苡仁60克　蟅蟲10克　蜈蚣3條　烏梢蛇20克　白花蛇3克
薄荷9克（後下）　焦三仙15克

【適應證】黑色素瘤。

【加減變化】傷口血流不止者，加三七粉15克（沖服）、白茅根60克、地榆炭30克、血餘炭15克；

　　疼痛明顯者，加製乳香10克、延胡索30克、血竭6克（沖服）。

【製用方法】上藥水煎內服，1日1劑，1日4次。

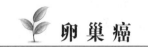

卵 巢 癌

驗　方

【藥物組成】白花蛇舌草60克　半邊蓮60克　炒枳實15克
厚朴12克　蟅蟲10克　全蠍10克　蜈蚣6條　人參20克　白芍10克
白朮10克　茯苓15克　延胡索30克　紅花30克　黃蓍30克
甘草6克　仙鶴草60克　土茯苓30克　陳皮10克　薑半夏14克
薏苡仁90克

【適應證】卵巢癌。

【製用方法】上藥水煎內服，1日3次，1日1劑。

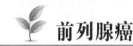

前列腺癌

驗　方

【藥物組成】薏苡仁120克　石韋30克(去毛)　萹蓄60克
豬苓30克　茯苓30克　土茯苓30克　赤茯苓30克　丹參20克

當歸15克　黃柏10克(薑製)　黃蓍90克　桃仁15克　紅花30克
蜈蚣6條　全蠍10克　蟅蟲（土鱉蟲）10克　牛膝15克　製
水蛭10克　白花蛇舌草60克　半邊蓮30克　車前草30克　鹿
角霜10克

【適應證】前列腺癌。

【製用方法】上藥水煎內服，1日3次，1日1劑。

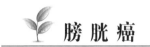

膀 胱 癌

驗　方

【藥物組成】馬尾蓮10克　白英60克　龍葵60克　仙鶴
草120克　白花蛇舌草30克　石上柏30克　豬苓30克　琥珀15克
（研末沖服）　三七12克(研末沖服)　半邊蓮60克　皂角刺30克
炮山甲15克（研末沖服）　土茯苓60克

【適應證】膀胱癌。

【加減變化】尿血者，加白茅根60克、小薊30克、
梔子炭12克；

　　腎氣虛，體質弱者，加鹿茸6克、人參6克、黃蓍30克；

　　腫塊不消者，加紅花60克、守宮30克、三棱20克；

　　小便不通者，加車前子30克、通草10克、瞿麥30克、
石韋30克；

　　疼痛不止者，加延胡索30克、蜈蚣6條、白屈菜30克；

　　骨轉移者，加川斷60克、狗脊30克、枸杞子15克、骨
碎補30克、土鱉蟲15克。

【製用方法】上藥水煎內服，1日3次，1日1劑。

第八章

預防保健科

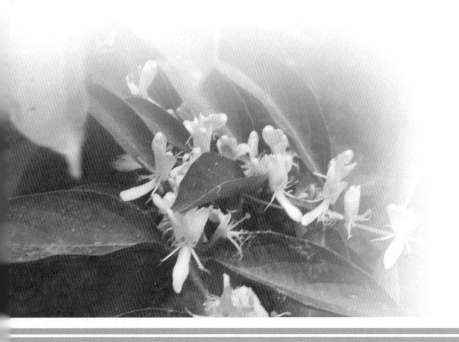

中醫的預防保健歷史悠久，方法甚多，無病防病，有病早治，這是中醫的原則。平時注意身體保健，增強健康意識，把疾病消滅在萌芽狀態，不要等著疾病形成後再治療，這樣往往耽誤病情。因此，平時注意預防疾病，學習預防和治療疾病的基本知識，是非常重要的。

任何疾病都是由小病發展而成的，絕不是突然所患，因此，普及預防保健知識，有助於更好地防治疾病。人人健康，社會和諧，人人無病，幸福長壽是中醫所願。

太上無爲大法

太上無為大法，是太上老君（老子，名李耳，春秋時期楚國苦縣屬鄉曲仁里人）所創立的一種修心大法。老子講修道德，他的學說以自隱無名為主，後經歷代仁人志士總結完善，形成了獨特的學派。

老子的代表作是《道德經》，上下兩篇，談論「道」與「德」，被道家推崇為祖師。

法無定法，道無常道，修心之法即是如此。一個人為人處世要莊重拘謹，學習氣功要除情去欲，做到胸懷寬廣，態度謙下，不要聖智、仁義、巧利，因為這是人為的、虛偽的，要返璞歸真，即外表純真內心樸素，減少私心，降低慾望。恍恍惚惚道有規，無意之間，則道自成。學功如同走路，兩步併作一步走，反而快不了。

人生在世如自大、自滿、自誇、自以為是，對修道來說，都是剩飯贅瘤，多餘無益且有害。順其自然，凡事謙

虛退讓，不要爭勝逞強；因為過分求勝求進爭強，違背自然，反而不彰。學功健身益壽實為求道，道的根本是自己的本性，即心與德，所以說凡人為的均是虛偽的；無為的才是本意。

道大、天大、地大、人大，宇宙四大各有生存規律，人以地為法則，地以天為法則，天以道為法則，道則以自然為法則。穩重為輕浮的根本，清靜是急躁的主帥，《素問·天真論》曰：「恬淡虛無，真氣從之；精神內守，病安何來？」十六個字道明瞭一切事物的發展規律。

劉河間曰：形者生之舍也，氣者生之元也，神者生之制也，形以氣充，氣耗形病，神依氣立，氣合神存，修真之士，法於陰陽，利於術數，持滿禦神，專氣抱一，以神為車，以氣為馬，神氣相合，可以長生。

達摩曰：心不緣境，住在本源，意不流散，守於內息，神不外役，免於勞傷。人知心即氣之主，氣即形之根，形者氣之宅，神形之具，令人相因而立，若一事有失，即不合於至理，安能久立焉。

老子曰：不見可欲，使心不亂。

足以可見，修身養性是延年益壽之關鍵，眼見而不動心，耳聞而不動神，神不外逸氣不散，形不勞傷。心不動則無喜、怒、哀、樂、悲、恐、驚等之傷，少言語，多養息，少耳聞，多閉目。

現代提倡老年人多言語，多用腦，實為大錯，因為言語損氣，耳聞損神，只要心神恬淡虛無，其心情自然舒暢快樂。元始天尊曰：「喜怒損性，哀樂傷神，性損則害

生，放養性以全無疣，保神以安身，全體平靜，身安神逸，此全生之訣也。」

孫思邈曰：多思則傷神，多念則智散。多欲則智昏，多事則勞形，多言則氣乏，多笑則傷臟，多愁則心憂，多樂則語溢，多喜則妄錯錯亂，多怒則百節不定。因為神外無心，心外無道，道即神主，心即神之宅，收住心非，放棄萬緣，則神自定，調息養丹，氣充體健。

法無定法而在己，無為大法全在心，如何安心，特錄《林鑒堂安心詩》於後，以便悟修，人人求道，社會安定，處處顯美德，人人得長生。

《林鑒堂安心詩》

我有靈丹一小錠，能醫四海心迷病；
些兒吞下體安然，智取延年兼接命；
安心心法有誰知，卻把無形妙藥醫；
醫得此心能不病，翻身挑入太虛時；
念雜由來業障多，憧憧擾擾竟如何；
驅魔自有玄微訣，引入堯天安樂窩；
人有二心方顯念，念無二心始為人；
人心無二渾無念，念絕悠然見太清；
這也了時那也了，紛紛攘攘皆分曉；
雲開萬里見清光，明日一輪圓皎皎；
四海遨遊養浩然，心連碧水水連天；
津頭自有漁郎問，洞裡桃花日日鮮。

詩的大意是說人的心本如一面明鏡，又如一井死水，有風不起浪，如中天，心不動則無念，無念則口中津液自來，收心放念，性光自顯，病魔不侵。

 ## 五臟保養法

五臟保養法是指對心、肝、脾、肺、腎的養護與預防。臟腑無病自安然，因此，人人知道此術，對保健養生、預防疾病很有幫助。

1. 心臟

心為一身之主，萬法之宗。一切念頭皆由心起，心與天地互通，為神明主宰。老子曰：夫人神好清而心擾之，人心好靜而欲牽之，常能遣其欲而心自靜，澄其心而神自清，自然六欲不生，三毒消滅。心無妄念，目不亂視，耳不妄聽，目不妄說，放下口是心非，任其自來自去，其心安理得而自養矣。

2. 肝臟

肝為魂之處所，在外開竅於目，四季應於春，主風主升，春天宜保養肝臟，令邪積之氣消散，戒恕戒煩，怒氣傷肝，肝為血海，怒則氣逆而傷魂損血，氣逆血向上行而眩暈，養肝之妙在於戒怒。

3. 脾臟

脾為後天之本，是萬物生長之本源，其氣貴和，幫胃運化水穀精微，充養調和五臟而生血，喜乾燥惡濕，飲水不可過量，飲食也應適量，過飲過食則生濕、滯而難以消

化，病即產生。不應貪食，穀氣過甚，人肥胖則不壽，少吃肉類食物，多吃素類，日飲食有節不亂，腸胃常空，脾無負擔，體則健。

4. 肺臟

肺是五臟生長之首，位置最高，內藏心臟，主魄主氣，統領一身之氣。七情之害皆傷於肺，肺呼吸天地之氣，平常以深長緩呼吸，少言語，節飲食，多閉關，氣自充而病不生。

5. 腎臟

腎為先天之本，內主志，藏精。《經》曰：借問如何是玄牝，嬰兒初生光兩腎。玄化之門謂天地根，人在沒有身體時，先生長兩腎，嬰兒未生長時先生胞胎，中間空，生長一個莖帶，其狀如蓮蕊，即臍帶。兩腎，是五臟六腑之本，十二經脈之根，呼吸之主，三焦之源。命門天生生水，慾念一起則水熱火寒水枯無源，臟腑生剋失調無養，命則亡。節制性慾，不動心念，酒後、饑餓、勞累後不要入房，不傷精氣，腎自不虧。

四季養生秘訣

四季是指春夏秋冬。季節不同，氣候各異。五臟在四季之中各有所司，按季節採用不同方法進行預防保健，很有必要，《四季養生秘訣》是傳統中醫延年術中的精華，共有四部，下面詳細闡述，以便對眾多朋友有所裨益：

1. 春季三月

春季前人體陽氣藏閉於內，春天到來漸發於外，宜發散以利暢通，因為萬物復蘇，推陳布新，夜臥早起，鍛鍊身體，克制動怒，春怒傷肝，夏天易患傷寒病。

在立春後以東方野桃枝和桃樹葉各等分，用水三大碗，煎取濃汁兩小碗，一碗內服，一碗用於洗澡，內服祛除風寒濕熱痰瘀之病，外洗以治一切癰疽瘡毒及皮膚病。

雖然春暖花開，但棉衣應晚脫，因為春天氣候多變，時暖時寒，寒即傷肺而咳嗽。穿衣應以天氣變化而加減，下厚上薄。

2. 夏季三月

夏天人體陽氣外發，陰氣內伏，精神疏泄，禁忌下利免傷陰氣，天地之氣旺，萬物壯甚，節減飲食，靜坐調養，因為夏季心旺腎衰，精化為水，應節制性慾，以固陰氣。雖夏天熱，應食熱食物，不要吃寒冷物品，否則秋季易患痢疾。

勿用冷水淋浴，免患虛熱、眼疾、筋脈厥逆、霍亂、陰黃，勿迎冷風而坐臥，如睡勿用電扇，因人眠後毛孔開而不閉，風邪入內人患風痹麻木不仁、手足不遂等病。

3. 秋季三月

秋天陽氣漸衰，不宜吐瀉、發汗，以免傷臟腑真氣，早臥早起，保養肺氣，如夏食生冷，或冷水淋浴過多，以三歲前小孩子小便1杯，檳榔5枚（切細），水煎加生薑、雪水各少許，早晚空腹服，以驅膀胱寒水，不生疾病；老年人以薤白、羊腎煮粥食之，勝於補藥。

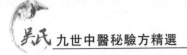

4. 冬季三月

冬天人體氣血內藏，伏陽在內，天地氣閉，心臟宜熱，下以暖腎水，忌發汗以泄陽氣，早臥晚起，服少量藥酒以助陽氣，冬天過冷不宜馬上烘烤，手勞宮穴能引火入心，不利氣血，多食蘿蔔、羊肉，隨冷暖而加減衣服。

十二時辰祛病法

十二時辰，即：子、丑、寅、卯、辰、巳、午、未、申、酉、戌、亥。內應五臟六腑，子午流注各有其時，按時辰保健，達到直接治病健身之功效，介紹如下：

1. 辰、巳

此二時辰勿動怒氣，宜讀書乾事，閉目養神、吞津，此時至午時真氣漸弱，以煉靜功調息為妙。辰時內應胃，巳時內應脾，以手指或其他物點按雙手相應部位，可以達到治病目的。

2. 午

午時應喝茶水，淡素食物，午時應心，點按相應部位，飯後百步走，摩腹運動。

3. 未

未時宜讀書寫文，越快越好，以怡悅神氣，忌與人爭吵言談，靜心養氣，勿出力重勞，未應小腸。

4. 酉

酉時急吃晚餐忌遲，不宜過飽，可少量飲酒勿醉。忌看書勞苦。酉時應腎。

5. 申

申時食水果或其他小食物，歌唱玩琴。申時應膀胱。

6. 戌

戌時熱水洗足，降火除濕，冷茶水漱口，默坐看書片刻，勿多思慮，多慮則心火上炎，腎水下涸，心腎不交，夜不能眠、多夢，少思寧心，按摩湧泉穴，點上等香1支。戌時應心包。

7. 亥、子

亥子時安睡以培元氣，側身屈足，先睡心後睡眼，勿想過去未來，調神安氣。亥時應三焦，子時應膽。

十二時辰內應臟腑口訣

肺寅大卯胃辰宮，脾巳午心小未中；

申膀酉腎心包戌，亥焦子膽丑肝通。

其大意是寅時氣血運行至肺；卯時氣血運行至大腸；辰時氣血運行至胃；巳時氣血運行至脾；午時氣血運行至心；未時氣血運行至小腸；申時氣血運行至膀胱；酉時氣血運行至腎；戌時氣血運行至心包；亥時氣血運行至三焦；子時氣血運行至膽；丑時氣血運行至肝。

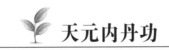 天元內丹功

天元內丹功是天元功最簡便、效捷，以專煉丹田真氣為主的上乘功法。適合中老年及上班工作人員習練，當然

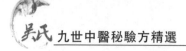

青年人修煉功效更好。

練功姿勢

坐式為主。以自然坐，自然盤、單盤、雙盤均可，以自我舒服為選用。腰背自然伸直，全身放鬆，下頜微收，舌抵上齶，雙眼輕閉，心神內守。

呼吸與方法

呼吸是人與宇宙氣機溝通交換之表現，人以宇宙氣機為生為用，因此調整呼吸，天地人協調統一，才可陰陽平衡，天人合一。其呼吸方法是：用鼻吸氣，將氣吸足後再閉氣片刻，然後用口呼氣。如此反覆一呼一吸，每次5至30分鐘，每日1至2次。

要點與功理

吸氣時小腹輕微用力鼓起，閉氣，用意觀想：丹田真氣充足，真火自下而上燒遍身體內外。至發熱為止。反覆觀想，待氣閉不住時，再用口呼出，如此反覆。吸氣時頭微下低，緩慢深長，將氣吸足；呼氣時頭微上抬，一氣呼盡。呼氣時可配合觀想將體內臟腑病氣（也可單獨觀想某一臟腑病氣）呼出體外，無病者不用意念。閉氣時間長短根據自己體質與功底適度而為，以輕鬆、自然、持之以恆為要點，過饑過飽均不可練，選擇空氣流通、清新無染之地練。

該功以吸入天地陰陽真氣補充丹田真氣，並以閉氣來激發真火，充實體內真氣，用意導引，意到神到氣則到，真氣通達全身各部及皮毛氣脈，打開毛孔穴位，與天地萬物真氣交流，實為「胎息」之基礎。透過反覆吐納，丹田真氣真火在很短時間內充足起來，氣充血自充，氣血平

衡，疾病自然消除。修煉百天內丹功，勝過它功兩三年。

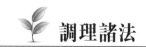 **調理諸法**

調理法是指自我以藥物、飲食、按摩等方法進行病前或病後的治療、預防，稱為調理法。其方法簡單、花費少、節時省力，無副作用，療效好，現介紹如下。

羊脂粥：羊脂、粳米、蔥白、生薑、乾椒、豆豉各等分，煮粥，日食一具。**主治**：半身不遂、中風。

豆蔻湯：煨肉豆蔻120克、炒甘草30克、小麥皮（炒）120克、丁香5克、炒鹽25克，共研細末，每次服10克，沸湯服空服為妙。**主治**：一切冷氣，心腹脹滿，胸膈痞滯，反胃嘔吐，泄瀉虛滑，水穀不消，困倦無力，不思飲食。

鬱李仁粥：鬱李仁60克，研汁；加薏米30克、大米30克、小米30克。煮粥食。**主治**：水腫，腹脹喘急，二便不通，體重痛痹，不能轉動，腳氣。

白石英酒：白石英、磁石（醋煅七次）各150克，用棉布包之，泡酒1千克，一個星期後服，每次少許，1日數次。**主治**：風濕痹痛，關節不利，腎虛耳聾。

百部酒：百部500克，泡酒，頻頻飲之。**主治**：新舊一切咳嗽。

巨勝子酒：用楮實子1千克、炒薏苡仁1千克、生地黃250克，泡酒。常飲。**主治**：風虛痹弱，腰膝疼痛。

理脾糕：松花、百合、蓮肉、山藥、薏米、芡實、白蒺藜各500克、粳米5千克、糯米1.5千克、白砂糖500

克，研末合勻，蒸熟炙乾食之。**主治**：老人、小兒一切食疾，不思飲食，消化不良，消瘦，泄瀉，便秘等諸疾。

杏仁粥：扁杏仁，去皮尖60克，研如泥，豬肺1具，同米煮食。**主治**：氣喘咳嗽。

參歸腰子丸：人參25克、當歸200克、豬腎1具細切，同煮食之。或用山藥合勻製丸，空腹溫酒服。**主治**：一切虛損、自汗。

人參茶：人參5克，切薄片，沸水沖泡，蓋好30分鐘，當水飲。**主治**：大補元氣，補脾益肺，寧神益智，延年益壽，抗癌治癌。

紅棗茶：紅棗3至5枚，用刀劃破，沸水沖泡當茶飲。**主治**：健脾胃，養肝血，補血益氣，冠心病。

二子延年茶：枸杞子6克、五味子6克、白糖適量，搗爛，沸水沖泡當茶飲。**主治**：一切虛勞損弱。延年益壽。

玉米鬚茶：玉米鬚洗淨曬乾，切碎，每20克，白茅根30克。沸水沖泡飲。**主治**：慢性腎炎、高血壓，利尿泄熱、黃膽、糖尿病等。

菊花茶：用白菊花10至15克，沸水沖泡，當茶飲。**主治**：高血壓性頭暈、頭痛、耳鳴，具有疏風、清熱、平肝、明目之效。

山楂茶：山楂30克，沸水沖泡加蓋20分鐘，當茶飲。**主治**：高血壓、高血脂及老年性心臟衰弱、冠心病等。具有提神醒腦、軟化血管、增進食慾、降壓之效。

降壓茶：野菊花1千克、夏枯草1.5千克、薺菜花1.5

千克、決明子2千克。先取薺菜花、夏枯草、決明子各二分之一量，與野菊花共研細末，其餘加水煎二次，合併濾液，共2.5千克，加入麵粉1千克（麵粉以開水打成糊）充分攪和後，與藥粉混合揉勻，壓成塊，烘乾。開水沖泡當茶飲。**主治**：高血壓，清熱祛風。

冬花茶：款冬花10克，加冰糖適量，沸水沖泡飲。**主治**：氣管炎，咳嗽有痰，清熱潤肺。

安神茶：龍齒9克、石菖蒲3克，將煆龍齒研碎，石菖蒲切碎，水煎代茶飲。**主治**：失眠多夢，心悸怔忡，睡臥不寧，頭昏目眩等。

延年益壽術

從古至今，上至皇帝下至平民，都只有一個願望，即健康長壽。然而現實中長壽者寥寥無幾。古代，戰爭、蟲獸、天災、瘟疫等各種原因使人夭折無可非議，然在今日科學、醫學技術等飛速發展的情況下，我們的生命仍然受到許多威脅：一是現代化工導致的各種環境污染；二是自然森林減少退化；三是人口密集為患；四是所食用糧食全部是用化學肥料、劇毒農藥的「關懷」下生產的。

這些原因，使我們人類的體質下降，甚至還不如古代人的體質，導致各種癌症、慢性病、傳染病等發生，而且占80%以上的人不同程度地患有各種疾病，雖無戰爭、蟲獸之侵害，可無形殺手早已如魔鬼般附於每個人的身心，讓你遭受病痛之苦，給家庭、社會、個人帶來損失，於是

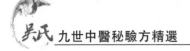

乎，現代人開始追尋各種延年益壽、袪病健身之方術，實在可喜！

1.性命說

人之軀體是受父母之精氣所成，父母稟予其體，受天地之氣而生存，食五味而生長，人體內藏三寶「精氣神」，三寶無論失去哪一寶均可導致死亡。這有兩個途徑，一是內在因素；二是人為的。而人為因素占主要原因，這即是在生活中不節飲食，不知七氣傷人，不講衛生，致使臟腑發生病變，失去「三寶」而死；另外一條即為「自亡」，這種人的自殺選擇實為可悲。人生要想長壽，必須自己把握，故曰「我命由我不由天」之理。

人生在宇宙之中，就必須依賴宇宙陰陽二氣，必須與宇宙協調統一。宇宙之氣其細無內，其大無外。人體先天之精氣是稟受於父母的精氣，稱為「先天之精」。父母之精氣相結合，形成胚胎發育的原始物質，沒有精氣就沒有生命。有了生命，沒有後天的五穀精氣所養，其生命也是無存的。人與天地相應，與宇宙是一個整體，天地是生命起源的基地；有了天地，然後才能「天覆地載，萬物方生」，「萬物」當然也包括人在內，「人生於地，懸命在天，天地合氣，命之曰人」。人有了形體，就有神的存在。神，廣義是指人體生命活動外在表現的總稱，包括生理性或病理性外露的徵象；狹義是指精神思維活動。神的含義廣泛，在人體中神具有重要作用，一切活動、思維、功能均為神之表現。軀體是本，有形體才有生命，有生命才產生精神活動和具有生理。而人的形體又須依靠攝取宇

宙的一定物質才能生存。神的物質基礎是氣血，氣血又是構成形體的基本物質，而人的臟腑組織的功能活動，以及氣血的營行，又必須受神的主宰。形乃神之宅，神乃形之主，形神合一，才是生命存在的保證。而「精氣不散，神守不分」才是延年益壽之大法。

2. 五臟與七情論

五臟即心、肺、脾、肝、腎。七情是七種情志，即喜、怒、憂、思、悲、恐、驚。七種情志是臟腑之志，為不可少的生理現象。但七情過甚則傷及臟腑，導致內在疾病發生，喜與驚為心志，過喜過驚傷心，心神不安，心氣緩散不收，氣亂不定；怒為肝志，動怒則肝氣上逆，氣血逆亂，氣鬱不行；憂與思為脾志，憂思傷脾，氣閉塞不利，脾呆氣結；悲為肺志，過悲傷肺，肺傷則氣消；恐為腎志，恐傷腎耗精，氣失其養。一個人如長期傷七情，其所患疾病大多為絕症！且無可救藥！如要長壽，必須不傷七情，這樣才可真正達到空靜之境，特別是修煉氣功和養生，更不可七情常顯，否則功夫不會長進，且更易患疾病。凡修道之士與養生家均與七情無緣。

臟雖有志傷於七情，但其根本在於心神，任何活動均是心先動，心動則神出，神出則魂散，魂散則魄損則氣逆，導致人體免疫功能下降，代謝功能受損，從而易患各種疾病。神意內守精氣充足。諸意之動，心之本始，凡事不往心中記，不思不念，別人大言我小語，目不亂視，耳不亂聽，心無亂動，則神不外出，百病不生。喜，是對外界資訊的反應，是屬於良性刺激，有益於心主血脈等生理

功能，但喜樂過度，則又可傷心神，「喜樂者，神憚散而不藏」，心主神志過亢使人喜笑不止；不及則易悲，但心為神之府，七情過甚均可損心神。大怒損肝，使肝所藏之血衰散；憂思損脾，使飲食減少五味不和，氣血之源枯衰；悲傷肺，肺傷則魄損，呼吸功能障礙，宗氣不足，氣機逆亂；恐損腎，腎傷則精衰，先天之本枯絕，生命無存。日常生活中做到不動怒，不驚恐，不悲傷，無思無憂，心胸寬廣，諸事不在心中記，不損神傷精，則百病不生，實為修道養生、預防疾病之要法矣。

3. 飲食養腎論

脾為消化飲食的主要器官，為氣血生化之本，氣血的充足與衰弱，和脾的運化功能盛衰有直接關係，氣血充足之餘化為精，藏於腎，故脾為後天之本。脾的運化功能強盛，氣血充足化精，藏於腎以養先天之精氣。腎精充足人體真氣強盛，真氣為人之根本，真氣虛弱百病乃生，精氣枯絕生命無存！腎精充足之始，一是靠脾的運化功能，運化氣血來充養；二是節制性生活。只有後天之精充足才能保養先天之精氣。先天之精氣是受稟與父母，具有決定生死之要，以靠後天精氣充養才有生命，且後天之精虛損則遺精、陽痿、早洩、腰痛，以及生百種難病。氣血有餘才生化精氣藏於腎臟以補養五臟，生髓生長發育，補腦生育等，而氣血的來源靠脾的消化吸收食入的物質所生化而來，因此，要想精氣充足、身體強壯、百病不生，僅節制房勞等是不夠的，必須在飲食上予以節制，使脾胃功能不損，運化無障，才是氣血充足、肌肉發達之保證。

日常飲食中應避免少吃肉類、奶類食物，生冷不吃，餓則食，微飽則止，少食而精，未渴而飲，變質食物堅決不吃，飲食時不應快，不食過酸、過辣、過鹹、過熱之食物，五味為度，不強食，不貪食，不要在飲食上當英雄。只有這樣，脾胃不損，才是氣血充足之保證，且有利於任何病苦之康復。特別是老年人更要注意，其根本應從青少年開始節制，氣功修煉者尤為重要。故作一專述。

4. 居室與臥睡論

居室之安置與睡臥時的要理，當今人們實不知，這是一門科學，也是長壽養生的重要組成部分。古人非常重視，如天隱子曰：「吾謂安處者，非華堂環宇，重樓廣榻之謂也，在乎南面而坐，東首而寢，陰陽適中，明暗相半。屋無高，高則陽盛而明多；屋無卑，卑則陰盛而暗多。故明多則傷魂，人之魂陽而魄陰，如傷明暗，則疾病生矣。」居室安處過明過暗均不可用，另外其牆縫不可有孔，地下不可潮濕，常打掃，常用松柏樹葉燃之以祛黴氣。床應不高不低，床頭南北，與天地磁場相應，使其人體磁場、氣機不紊亂。

在入睡前先以熱水洗足、按摩湧泉穴，行走片刻，不看書，不寫文，不看電影錄影，不醉酒，不過飽，不過饑，不動七情，不言語。軟枕頭，暖蓋足，不涼背心，不涼肚臍，先寧靜心神，神不外逸百事無存，再閉目，或側或仰。《黃素四十四經》云：夜寢欲合眼時，以手撫心三遍，閉目微視，點檀香7支，祝曰：太靈九宮，太乙守房，百神安位，魂魄和同，長生不死，塞滅邪凶。祝咒完

畢即臥，名為九宮隱祝寢魄之法，常能行之，使人魂魄安寧，永獲貞吉，另外，還應洗淨手臉，凝神定心，靜氣而臥，均有利於長壽健康，祛病防病，功夫進步。

5. 方術論

從古至今，養生益壽之方術眾多，各有所長，如五禽戲、太極拳、八段錦、六字呼法等不勝枚舉，實謂百花齊放。養生是一門科學，貴在持之以恆，認真刻苦。

下面介紹幾種效果甚佳的養生祛病術，由於其內容繁多，難以盡述，僅做選擇：

（1）**天元開穴健身法**：天元開穴健身法是我祖傳健身治病，防病益壽，運氣通氣之妙術，價值很高，理深功宏，對通周天、行百穴有所幫助，長行之妙不可言。

第一式：開中門。雙手掌心相對，從右至左緩慢微用力轉小圓圈，雙手始終相對合攏不分開，共轉摩108圈。

【**要點與功理**】自然呼吸，不急不躁，不過緩不過快，至手掌發熱；經由如此轉摩，不僅可打開勞宮穴，其根本是對手掌158個穴位的統一刺激，達到通氣血、活經脈、治療各種疾病之目的。

第二式：養老益壽。先以右食指或中指點穴左手腕中關節橫紋線中心（女相反），輕輕按摩36次；再換手如此法，各36次。

【**要點與功理**】自然呼吸，按摩不可太重，緩慢自然；該穴為全身通經行血要穴之一，具有美容健身、益壽防病之特效，對手臂麻木疼痛等疾有理想療效。

第三式：開天門。以左手（女相反）掌心勞宮穴對準

百會穴，從右至左摩轉，微用力，36次，再以右手勞宮穴
對準百會穴，從左至右36次。

【要點與功理】自然呼吸，緩慢適度；此法可使天門
儘快打開通靈，任脈督脈交會，對頭部一切疾病及高血壓
等有理想療效。

第四式：拍大椎。 以雙手掌交換拍打頸中大椎穴36
下。

【要點與功理】自然呼吸，拍擊不可太快太重，部位
要準確；拍打可通督脈，對腰、背、頸、項部各種疾病及
骨質增生等均有特殊療效。

第五式：摩長強。 此穴在肛門之上，脊椎最下端，以
食指輕按摩36次。

【要點與功理】自然呼吸，用力不可重，速度不應
快；該穴統行全身氣血，對通督脈，治療肛痔、脊椎疾病
等妙不可述。

第六式：按三里。 以食指或中指按摩左右足三里穴
（膝下外側3寸）各36次。

【要點與功理】自然呼吸，按摩速度輕重適度，部位
應準確；該穴為全身保健之要穴，有健脾胃、助消化之功
能，對各種疾病與腿部疾患有理想療效。

第七式：開地門。 先以右手按摩左腳湧泉穴（女相
反）；再以左手按摩右腳湧泉穴，各36次。

【要點與功理】自然呼吸，部位準確，輕重快慢適
中；通過按摩可儘快打開湧泉穴，使與地氣相通，對腳足
腿部疾病有顯著療效。

第八式：摩肚臍。先以左手勞宮穴對準肚臍，右手重疊於左手之上，掌心向下（女相反），順時針按摩36次，待後稍停片刻，內守肚臍3分鐘以上。

【要點與功理】自然呼吸，按摩不應太重太快；肚臍為人之中樞，連接經脈之地，又係胞衣之帶，實際統一全身經絡血脈，而小周天之關口，肚臍氣充有助於全身氣血流通，加之意守，氣充而通，可盡早通任脈，並對肝、脾胃、腎等臟器疾病有特殊療效。

完成上述各法後，搓熱雙手用大拇指、中指、食指搓雙耳，先從耳尖向上搓摩致發熱；乾洗臉，用手指從前向後梳頭9次即可。本功效果特佳，堅持行之，百病不生，氣血充盈，當天有效。

（2）**傳統六字祛病法**：《玉軸經》曰：「言世人五臟六腑之氣，因受五味薰灼，又被七情六慾所亂，積久成患，以致百骸受病，故太上憂之，以六字氣訣，治五臟六腑之病，常行病無存矣。」

六字祛病簡而易學，不出偏，功效好，受到歷代養生家、醫家之贊。現介紹如下，以供習練：

六字分別是：噓、呵、呼、呬、吹、嘻。六字各應一臟，噓應肝臟，春行之治肝病；呵應心臟，夏行之治心病；呼應脾臟，四季行之治脾病；呬應肺臟，秋行之治肺病；吹應腎臟，冬行之治腎病；嘻應三焦，熱病行之。

六字口訣：肝若噓時且睜睛；肺如呬氣雙手擎；心呵頂上連義手；腎吹抱取膝頭平；脾病呼時須撮口；三焦客熱臥嘻寧。

六字四季祛病歌訣：春噓明目大扶肝；夏至呵心火自闌；秋呬定知金肺潤；冬吹惟令腎中安；三焦嘻卻除煩熱；四季常呼脾化餐；切忌出聲聞口耳，其功成勝保神丹。

六字訣的練法：選乾淨安靜的室內，不應有陰風吹入，盤坐或正坐，全身放鬆，神意內守。自然呼吸，緩慢稍長。以鼻吸氣，再以口鼻呼氣，呼氣時發音，不可出聲，以意念發音，以耳聽不見為宜。各字可連在一起練，也可分開練，如有肝病，可只練噓字即可，每字各練7次以上，如單練一字可練10分鐘以上。也可在子日子時修煉，功效更好。收功時叩齒36次，將津吞下送入丹田，內視神守丹田片刻。

養生延年益壽祛病之術古來甚多，無論何種方術，貴在持久修習，不多論述。

 藥方養生類

方1

【藥物組成】茯苓250克　蓮子(去芯)250克　芡實250克人參250克　扁豆250克　薏苡仁250克　藕粉250克　山藥600克白糖250克

【製用方法】上藥共研極細末，加水合勻如稠泥狀，籠內蒸熟成糕。每天食用，以大棗去核10枚、生薑10片，薑汁送服更妙。

【療效】注：此方為明朝名醫陳實功家傳秘方，對治療脾胃虛弱、食少體倦、易吐易瀉有獨特效果。久食培養

脾胃，壯助元陽，輕身耐老，是近百年來醫家常用方劑，也是清宮歷代皇家所藏之方，實用效佳，故錄之。

方2

養顏潤膚祛斑增白秘方：

（1）外用方：

【藥物組成】白芷75克　白丁香50克　山柰50克　甘松15克　白僵蠶50克　白斂15克　白附子50克　白牽牛25克　白蓮蕊50克　白芨15克　鴿條白100克　防風15克　白細辛15克　人參50克　海藻50克　檀香25克　鷹條白50克　團粉100克　花粉50克

【製用方法】上藥共研極細末，以冷開水調開如稀泥狀，塗於面部，60分鐘後取掉，洗淨面部，每3天1次。

【療效】注：本方為家傳秘方，為保證使用者的效果，請在選購藥材時一定要重視產地、品質，分清真假，以免發生因藥物品質問題引起過敏反應。

（2）內服方：

【藥物組成】西洋參500克　全當歸（鮮品）1500克　藏紅花150克　枸杞子250克　黃精250克　合歡皮250克　佛手250克　茯苓750克　製何首烏250克

【製用方法】上藥合勻一起，取上等正宗糧酒（自釀純正未勾兌過的酒）10千克，泡藥於內，以土罐煎30分鐘，取出後密封，埋於地下，深2公尺。3個月後取出，每日飲3次，每次約20毫升，特效。

附錄：食物相剋大全

常言道：「病從口入。」這是有道理的。飲食直接關係到身體的健康。

古代人在飲食上要求相當嚴格，並且合理搭配，一日三餐按時定量，飲食簡單，注重營養，避免複雜，因為食物也有相生相剋，也會產生毒副作用。日久天長，毒素積聚體內，就會導致生病，甚至是大病或者是癌症！

那麼，我們到底會不會科學飲食？看看下面食物相剋的種類就知道我們自己每天的飲食是否正確。供參考：

1. 豬肉與豆類相剋：形成腹脹、氣壅、氣滯。

2. 豬肉與菊花相剋：同食時嚴重者會導致死亡。

3. 豬肉與羊肝相剋：共烹炒易產生怪味。

4. 豬肉與田螺相剋：二物同屬涼性，且滋膩易傷腸胃。

5. 豬肉與茶相剋：同食易產生便秘；

6. 豬肉與百合相剋：同食會引起中毒。

7. 肉與楊梅子相剋：同食時嚴重者會死亡。

8. 豬肝與富含維生素C的食物相剋：引起不良生理效應，面部產生色素沉著。

9. 豬肝與番茄、辣椒相剋：豬肝中含有的銅、鐵能使維生素C氧化為脫氫抗壞血酸而失去原來的功能。

10. 豬肝與菜花相剋：降低人體對兩物中營養元素的

吸收。

11. 豬肝與蕎麥相剋：同食會影響消化。

12. 豬肝與雀肉相剋：同食會消化不良，還會引起中毒。

13. 豬肝與豆芽相剋：豬肝中的銅會加速豆芽中的維生素C氧化，失去他們的營養價值。

14. 豬血與何首烏相剋：會引起身體不適。

15. 羊肉與栗子相剋：二者都不易消化，同燉共炒都不相宜，同吃還會引起嘔吐。

16. 牛肉與橄欖相剋：同食會引起身體不適。

17. 牛肝與含維生素C的食物相剋：豬肝中含有的銅、鐵能使維生素C氧化為脫氫抗壞血酸而失去原來的功能。

18. 牛肝與鯰魚相剋：可產生不良的生化反應，有害於人體。

19. 牛肝與鰻相剋：可產生不良的生化反應。

20. 羊肉與豆醬相剋：二者功能相反，不宜同食。

21. 羊肉與乳酪相剋：二者功能相反，不宜同食。

22. 羊肉與醋相剋：醋宜與寒性食物相配，而羊肉大熱，不宜配醋。

23. 羊肉與竹筍相剋：同食會引起中毒。

24. 羊肉與半夏相剋：同食影響營養成分吸收。

25. 羊肝與紅豆相剋：同食會引起中毒。

26. 羊肝與竹筍相剋：同食會引起中毒。

27. 豬肉與鴨梨相剋：傷腎臟。

28. 鵝肉與雞蛋相剋：同食傷元氣。

29. 鵝肉與柿子相剋：同食時嚴重者會導致死亡。

30. 雞肉與鯉魚相剋：性味不反但功能相乘。

31. 雞肉與芥末相剋：兩者共食，恐助火熱，無益於健康。

32. 雞肉與大蒜相剋。

33. 雞肉與菊花相剋：同食會中毒。

34. 雞肉與糯米相剋：同食會引起身體不適。

35. 雞肉與狗腎相剋：會引起痢疾。

36. 雞肉與芝麻相剋：同食嚴重會導致死亡。

37. 雞蛋與豆漿相剋：降低人體對蛋白質的吸收率。

38. 雞蛋與地瓜相剋：同食會腹痛。

39. 雞蛋與消炎片相剋：同食會中毒。

40. 鹿肉與魚蝦相剋：癌症患者不宜同食。

41. 兔肉與橘子相剋：引起腸胃功能紊亂，導致腹瀉。

42. 兔肉與芥末相剋：性味相反不宜同食。

43. 兔肉與雞蛋相剋：易產生刺激腸胃道的物質而引起腹瀉。

44. 兔肉與薑相剋：寒熱同食，易致腹瀉。

45. 兔肉與小白菜相剋：容易引起腹瀉和嘔吐。

46. 狗肉與鯉魚相剋：二者生化反應極為複雜，可能產生不利於人體的物質。

47. 狗肉與茶相剋：產生便秘，代謝產生的有毒物質和致癌物積滯腸內被動吸收，不利於健康。

48. 狗肉與大蒜相剋：同食助火，容易損人。

49. 狗肉與薑相剋：同食會腹痛。

50. 狗肉與朱砂和鯉魚相剋：同食會上火。

51. 狗肉與狗腎相剋：同食會引起痢疾。

52. 狗肉與綠豆相剋：同食會脹破肚皮。

53. 狗血與泥鰍相剋：陰虛火盛者忌食。

54. 鴨肉與鱉相剋：久食令人陽虛，水腫腹瀉。

55. 馬肉與木耳相剋：同食易得霍亂。

56. 驢肉與金針菇相剋：同食會引起心痛，嚴重會致命。

57. 鯉魚與鹹菜相剋：可引起消化道癌腫。

58. 鯉魚與赤小豆相剋。

59. 鯉魚與豬肝相剋：同食會影響消化。

60. 鯉魚與甘草相剋：同食會中毒。

61. 鯉魚與南瓜相剋：同食會中毒。

62. 鯽魚與豬肉相剋：二者起生化反應，不利於健康。

63. 鯽魚與冬瓜相剋：同食會使身體脫水。

64. 鯽魚與豬肝相剋：同食具有刺激作用。

65. 鯽魚與蜂蜜相剋：同食會中毒。

66. 鱔魚與狗肉相剋：二者同食，溫熱助火作用更強，不利於常人。

67. 鰻魚與牛肝相剋：二者起生化反應，不利於健康。

68. 黃魚與蕎麥麵相剋：同食會影響消化。

69. 蝦與富含維生素C的食物相剋：生成砒霜，有劇毒。

70. 蝦皮與紅棗相剋：同食會中毒。

71. 蝦皮與黃豆相剋：同食會影響消化。

72. 螃蟹與梨相剋：二者同食，傷人腸胃。

73. 螃蟹與茄子相剋：二者同食，傷人腸胃。

74. 螃蟹與花生仁相剋：易導致腹瀉。

75. 螃蟹與冷食相剋：必導致腹瀉。

76. 螃蟹與泥鰍相剋：功能正好相反，不宜同吃。

77. 螃蟹與石榴相剋：刺激胃腸，出現腹痛、噁心、嘔吐等症狀。

78. 螃蟹與香瓜相剋：易導致腹瀉。

79. 螃蟹與地瓜相剋：容易在體內凝成柿石。

80. 螃蟹與南瓜相剋：同食會引起中毒。

81. 螃蟹與芹菜相剋：同食會引起蛋白質的吸收。

82. 海蟹與大棗相剋：同食容易患寒熱病。

83. 毛蟹與泥鰍相剋：同食會引起中毒。

84. 毛蟹與冰相剋：同食會引起中毒。

85. 海味食物與含鞣酸食物相剋：海味食物中的鈣質與鞣酸結合成一種新的不易消化的鞣酸鈣，它能刺激腸胃並引起不適感，出現肚子痛、嘔吐、噁心或腹瀉等症狀。含鞣酸較多的水果有柿子、葡萄、石榴、山楂、青果等。

86. 海帶與豬血相剋：同食會便秘。

87. 蛤與芹菜相剋：同食會引起腹瀉。

88. 海魚與南瓜相剋：同食會中毒。

89. 鱉肉與莧菜相剋：同食難以消化。

90. 鱉肉與鴨蛋相剋：二物皆屬涼性，不宜同食。

91. 鱉肉與雞蛋相剋。

92. 鱉肉與鴨肉相剋：同食會便秘。

93. 田螺與香瓜相剋：有損腸胃。

94. 田螺與木耳相剋：不利於消化。

95. 田螺與冰製品相剋：導致消化不良或腹瀉。

96. 田螺與牛肉相剋：不易消化，會引起腹脹。

97. 田螺與蠶豆相剋：同食會腸絞痛。

98. 田螺與蛤相剋：同食會中毒。

99. 田螺與麵相剋：同食會引起腹痛、嘔吐。

100. 田螺與玉米相剋：同食容易中毒。

101. 魚肉與番茄相剋：食物中的維生素 C 會對魚肉中營養成分 的吸收產生抑制作用。

102. 生魚與牛奶相剋：同食會引起中毒。

103. 甲魚與黃鱔和蟹相剋：孕婦吃了會影響胎兒健康。

104. 墨魚與茄子相剋：同食容易引起霍亂。

105. 鯰魚與牛肉相剋：同食會引起中毒。

106. 芹菜與黃瓜相剋：芹菜中的維生素 C 將會被分解破壞，降低營養價值。

107. 芹菜與蜆、蛤、毛蚶、蟹相剋：芹菜會將蜆、蛤、毛蚶、蟹中所含的維生素 B_1 全部破壞。

108. 芹菜與甲魚相剋：同食會中毒。

109. 芹菜與菊花相剋：同食會引起嘔吐。

110. 芹菜與雞肉相剋：同食會傷元氣。

111. 黃瓜與柑橘相剋：柑橘中的維生素 C 會被黃瓜中的分解酶破壞。

112. 黃瓜與辣椒相剋：辣椒中的維生素 C 會被黃瓜中的分解酶破壞。

113.黃瓜與花菜相剋：花菜中的維生素 C 會被黃瓜中的分解酶破壞。

114. 黃瓜與菠菜相剋：菠菜中的維生素 C 會被黃瓜中的分解酶破壞。

115. 蔥與狗肉相剋：共增火熱。

116. 蔥與棗相剋：辛熱助火。

117. 蔥與豆腐相剋：形成草酸鈣，造成了對鈣的吸收困難，導致人體內鈣質的缺乏。

118. 大蒜與蜂蜜相剋：性質相反。

119. 大蒜與大蔥相剋：同食會傷胃。

120. 蒜與何首烏相剋：同食會引起腹瀉。

121. 胡蘿蔔與白蘿蔔相剋：白蘿蔔中的維生素 C 會被胡蘿蔔中的分解酶破壞殆盡。

122. 蘿蔔與橘子相剋：誘發或導致甲狀腺腫。

123. 蘿蔔與何首烏相剋：性寒滑。

124. 蘿蔔與木耳相剋：同食會得皮炎。

125. 茄子與毛蟹相剋：同食會中毒。

126. 辣椒與胡蘿蔔相剋：辣椒中的維生素 C 會被胡蘿蔔中的分解酶破壞。

127. 辣椒與南瓜相剋：辣椒中的維生素 C 會被南瓜中的分解酶破壞。

128. 韭菜與牛肉相剋：同食容易中毒。

129. 韭菜與白酒相剋：火上加油。

130. 菠菜與豆腐相剋：菠菜中的草酸與豆腐中的鈣形成草酸鈣，使人體的鈣無法吸收。

131. 菠菜與黃瓜相剋：維生素C會被破壞盡。

132. 菠菜與乳酪相剋：乳酪所含的化學成分會影響菠菜中豐富的鈣質的吸收。

133. 菠菜與鱔魚相剋：同食易導致腹瀉。

134. 花生與毛蟹相剋：同食易導致腹瀉。

135. 花生與黃瓜相剋：同食易導致腹瀉。

136. 萵苣與蜂蜜相剋：同食易導致腹瀉。

137. 竹筍與糖漿相剋：同食會引起中毒。

138. 南瓜與富含維生素C的食物相剋：維生素C會被南瓜中的分解酶破壞。

139. 南瓜與羊肉相剋：兩補同時，令人腸胃氣壅。

140. 南瓜與蝦相剋：同食會引起痢疾。

141. 番茄與白酒相剋：同食會感覺胸悶，氣短。

142. 番茄與地瓜相剋：同食會得結石病、嘔吐、腹痛、腹瀉。

143. 番茄與胡蘿蔔相剋：番茄中的維生素C會被胡蘿蔔中的分解酶破壞。

144. 番茄與豬肝相剋：豬肝使番茄中的維生素C氧化去氧，失去原來的抗壞血酸功能。

145. 番茄與鹹魚相剋：同食易產生致癌物。

146. 番茄與毛蟹相剋：同食會引起腹瀉。

147. 洋蔥與蜂蜜相剋：同食會傷眼睛，引起眼睛不適，嚴重會失明。

148. 馬鈴薯與香蕉相剋：同食面部會生斑。

149. 馬鈴薯與番茄相剋：同食會導致食慾不佳，消化

不良。

150. 毛豆與魚相剋：同食會把維生素 B₁ 破壞盡。

151. 黃豆與酸牛奶相剋：黃豆所含的化學成分會影響酸牛奶中豐富的鈣質的吸收。

152. 黃豆與豬血相剋：同食會消化不良。

153. 紅豆與羊肚相剋：同食會引起中毒。

154. 梨與開水相剋：吃梨喝開水，必致腹瀉。

155. 醋與豬骨湯相剋：影響人體對營養的吸收。

156. 醋與青菜相剋：使其營養價值大減。

157. 醋與胡蘿蔔相剋：胡蘿蔔素就會完全被破壞了。

158. 先放鹽與菜相剋：使炒出的菜無鮮嫩味，肉質變硬。

159. 早放薑與魚相剋：應在魚的蛋白質凝固後再加入生薑以發揮去腥增香的效能。

160. 蜂蜜與開水相剋：會改變蜂蜜甜美的味道，使其產生酸味。

161. 蜂蜜與豆腐相剋：易導致腹瀉。

162. 蜂蜜與韭菜相剋：易導致腹瀉。

163. 紅糖與豆漿相剋：不利於吸收。

164. 紅糖與竹筍相剋：形成賴氨酸糖基，對人體不利。

165. 紅糖與牛奶相剋：使牛奶的營養價值大大降低。

166. 糖與含銅食物相剋：食糖過多會阻礙人體對銅的吸收。

167. 紅糖與皮蛋相剋：同食會引起中毒。

168. 糖精與蛋清相剋：同吃會中毒，嚴重者會導致死亡。

169. 糖精與甜酒相剋：同吃會中毒。

170. 紅糖與生雞蛋相剋：同食會引起中毒。

171. 味精與雞蛋相剋：破壞雞蛋的天然鮮味。

172. 茶與白糖相剋：糖會抑制茶中清熱解毒的效果。

173. 茶與雞蛋相剋：影響人體對蛋白質的吸收和利用。

174. 茶與酒相剋：酒後飲茶，使心臟受到雙重刺激，興奮性增強，更加重心臟負擔。

175. 茶與羊肉相剋：容易發生便秘。

176. 茶與藥相剋：影響藥物吸收。

177. 咖啡與香菸相剋：容易導致胰腺癌。

178. 咖啡與海藻、茶、黑木耳、紅酒相剋：同食會降低人體對鈣的吸收。

179. 豆漿與蜂蜜相剋：豆漿中的蛋白質比牛奶高，兩者對衝，產生變性沉澱，不能被人體吸收。

180. 豆漿與雞蛋相剋：阻礙蛋白質的分解。

181. 豆漿與藥物相剋：藥物會破壞豆漿的營養成分或豆漿影響藥物的效果。

182. 鮮湯與熱水相剋：使湯的味道不鮮美。

183. 開水與補品相剋：破壞營養。

184. 牛奶與米湯相剋：導致維生素A大量損失。

185. 牛奶與鈣粉相剋：牛奶中的蛋白和鈣結合發生沉澱，不易吸收。

186. 牛奶與酸性飲料相剋：凡酸性飲料，都會牛奶 pH 值下降，使牛奶中的蛋白質凝結成塊，不利於消化吸收。

187. 牛奶與橘子相剋：引起胃炎或胃蠕動異常。

188. 牛奶與巧克力相剋：牛奶中的鈣與巧克力中的草酸結合成草酸鈣，可造成頭髮乾枯、腹瀉，出現缺鈣和生長發育緩慢。

189. 牛奶與藥物相剋：降低了藥物在血液中的濃度，影響療效。

190. 牛奶與菜花相剋：菜花所含的化學成分影響牛奶中鈣的消化吸收。

191. 牛奶與韭菜相剋：影響鈣的吸收。

192. 牛奶與果汁相剋：降低牛奶的營養價值。

193. 酸牛奶與香蕉相剋：同食易產生致癌物。

194. 牛奶與菠菜相剋：同食會引起痢疾。

195. 冷飲與熱茶相剋：不僅牙齒受到刺激，易得牙病，對胃腸也有害。

196. 汽水與進餐相剋：對人體消化系統極為有害，使胃的消化功能越變越差。

197. 酒與牛奶相剋：導致脂肪肝，增加有毒物質的形成，降低奶類的營養價值，有害健康。

198. 酒與咖啡相剋：火上澆油，加重對大腦的傷害，刺激血管擴張，極大地增加心血管負擔，甚至危及生命。

199. 酒與糖類相剋：導致血糖上升，影響糖的吸收，容易產生糖尿。

200. 白酒與啤酒相剋：導致胃痙攣、急性胃腸炎、十

二指腸炎等症，同時對心血管的危害也相當嚴重。

201.白酒與牛肉相剋：火上澆油，容易引起牙齒發炎。

202. 白酒與胡蘿蔔相剋：同食易使肝臟中毒。

203. 白酒與核桃相剋：易致血熱，輕者燥咳，嚴重時會出鼻血。

204. 燒酒與黍米相剋：同食會引起心絞痛。

205. 啤酒與醃薰食物相剋：有致癌或誘發消化道疾病的可能。

206. 啤酒與汽水相剋：這樣喝啤酒很少有不醉的。

207. 啤酒與海味相剋：同食會引發痛風症。

208. 冰棒與番茄相剋：同食會中毒。

209. 蜂蜜與大米相剋：同食會胃痛。

210. 果汁與蝦相剋：同食會腹瀉。

211. 蜜與毛蟹相剋：同食會引起中毒。

飲食可以防治疾病，也可以直接導致疾病！現代的糖尿病、高血壓、高血脂、肥胖症、脂肪肝、癌症、胃病、囊腫、結石、痛風、腦梗塞、耳聾耳鳴等慢性疾病往往與日常飲食不規範有直接關係！

所以規範飲食，少食多餐，合理搭配是健康的保證！因此，飲食還應該注意以下要素：

一是少吃肉。最好是一週吃一次肉，而且每次肉類品種不超過二種！

二是不吸菸（吸菸史超過30年不可以戒菸！只能少

抽）；

三是不飲酒或者少飲酒；

四是晚上8點後不吃夜餐，更不要大餐；

五是少吃辛辣、麻辣、生冷、油炸、燒烤食物；

六是少吃鹹菜、泡菜。

【要點】不過飽、不過饑、多喝水、多運動、細嚼慢嚥，凡是咬不爛的食物不要咽下，入胃難消化。

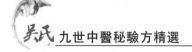

吳風平博士印象記
——我心目中的著名中醫吳風平博士

梁春明

我以2014年春節書寫給吳風平先生的春聯「中華名醫傳承人，至德堂裡為眾民」，作為本文的開頭語。

讀完風平《吳氏九世中醫秘驗方精選》巨著，為之一振，堪稱醫壇一部百科全書。真乃是後生可畏，還沒到不惑之年，已成大家，實在難得，更為可貴，醫壇少見。

我與風平相識，還須從頭說起。去年夏天到海南省三亞市旅遊。期間，經他人介紹，去一家酒店求醫按摩頸椎，因室內外溫差較大，偶遇風寒，引起咳嗽，雖採取了些醫療措施，但效果欠佳。返回西安，兩次住進長安醫院，仍未得到有效控制。

第二次住院時，發現過量使用抗生素對老人的身體是非常有害的，在這種情況下，毅然決定出院。

經梁勤女士引薦，經風平治療（在西安光仁醫院坐診），服了6劑中藥，困擾數月咳嗽之疾痊癒。至此，我與風平結下了不解之緣。

被譽為江南秀鄉之美的安康還沒有去過。去年秋月，攜老伴到了安康，風平知道後，正在平利縣老家蓋房，抽空驅車探望，共度晚餐。隨後，帶我倆去他的至德堂中醫

診所參觀。目睹了他家八代先輩中醫世家醫學的成就和風光，以及諸多的獲獎獎盃、獎狀和患者送來的無數錦旗。他那賢慧漂亮的愛妻忍著為患者煎藥燙傷的疼痛，笑臉相迎，熱情接待，在絡繹不絕的患者當中，得知有一位大學生患淋巴癌，兩度久治不癒，被風平免費治好後，放棄學業，甘拜風平為師學醫等動人故事。看到風平一家生活簡樸，體現了醫者仁心。

風平為弘揚中醫文化，自掏腰包，舉辦了三屆世界中醫藥專家同盟論壇會，甚為感動，我拿出微不足道的存款，給以贊助。

無獨有偶，去年中秋節過後的一天，老伴同重孫女在家屬院玩耍時，不慎倒地跌傷，致成第一腰椎壓縮性骨裂而臥床不起，醫院要進行手術治療，我當即給遠在安康的風平打電話，他隨即趕到西安，開了7劑中藥和外貼特製膏藥，不到十天，生活完全自理。可謂妙手回春。

自此，我們之間形成了親密無間的醫患關係。我和老伴的大小毛病，都請風平治療，深感中醫藥標本兼治的神奇能量，獲益匪淺。

他每週來西安坐診一天半，幾乎我都要與其會面。他那專注認真的醫療風範，令我敬佩，更贏得了患者的讚譽。

一位白血病患者，西醫化療，頭髮脫光，病情嚴重。經風平精心醫治，能吃能睡，體力有較大恢復，各項化驗指標正常。有一個7歲男孩，脫髮3年多，多處求治未生長出一根頭髮，經風平數月治療後，黑髮顯現。諸如此

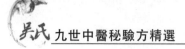

類，數不勝數。

綜上所述，我心目中形成的醫德雙重的著名中醫吳風平博士的形象永遠存在我的心中，衷心期盼宮廷御醫傳人代代相傳，為博大精深的國學中醫做出更大貢獻。

（編者注：梁春明先生係原陝西省國家安全局常務副局長；陝西省安全廳副廳級調研員）

2014年6月28日（時年78歲）

歡迎至本公司購買書籍

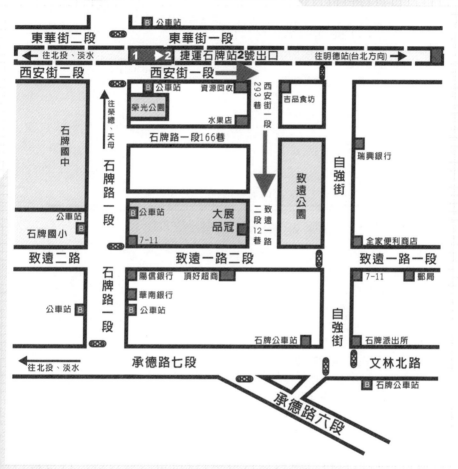

建議路線

1. 搭乘捷運、公車

　　淡水線石牌站下車,由石牌捷運站2號出口出站(出站後靠右邊),沿著捷運高架往台北方向走(往明德站方向),其街名為西安街,約走100公尺(勿超過紅綠燈),由西安街一段293巷進來(巷口有一公車站牌,站名為自強街口),本公司位於致遠公園對面。搭公車者請於石牌站(石牌派出所)下車,走進自強街,遇致遠路口左轉,右手邊第一條巷子即為本社位置。

2. 自行開車或騎車

　　由承德路接石牌路,看到陽信銀行右轉,此條即為致遠一路二段,在遇到自強街(紅綠燈)前的巷子(致遠公園)左轉,即可看到本公司招牌。

國家圖書館出版品預行編目資料

吳氏九世中醫秘驗方精選／吳風平　編著
——初版，——臺北市，大展，2017〔民106.01〕
面；21公分 ——（中醫保健站；75）
ISBN 978－986－346－140－1（平裝）
1.驗方　2.中藥方劑學
414.65　　　　　　　　　　　　　105021082

吳氏九世中醫秘驗方精選

編　　著／吳風平
責任編輯／張延河
發 行 人／蔡森明
出 版 者／大展出版社有限公司
社　　址／台北市北投區（石牌）致遠一路2段12巷1號
電　　話／（02）28236031・28236033・28233123
傳　　眞／（02）28272069
郵政劃撥／01669551
網　　址／www.dah-jaan.com.tw
E - mail／service@dah-jaan.com.tw
登 記 證／局版臺業字第2171號
承 印 者／傳興印刷有限公司
裝　　訂／眾友企業公司
排 版 者／弘益電腦排版有限公司
授 權 者／山西科學技術出版社
初版1刷／2017年（民106年）1月

售　價／380元

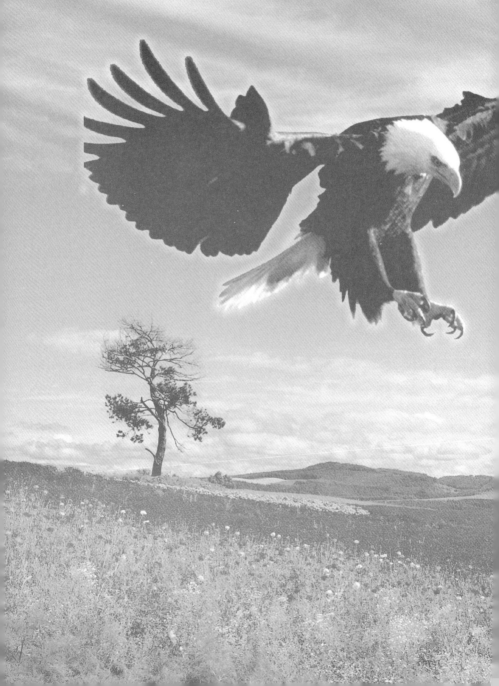

大展好書　好書大展
品嘗好書　冠群可期

大展好書　好書大展
品嘗好書　冠群可期